ACP

アドバンス・ケア・プランニング
実践ガイド

患者・利用者の生き方・
暮らしに焦点をあてた
意思決定支援に向けて

池永昌之・濱吉美穂　編集

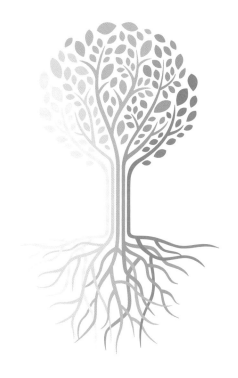

中央法規

はじめに

　本書は、「ACP の実践が必要なのは十分理解できるけれど、実際にどうしたらいいのかわからない」という多くの医療介護スタッフの方の声をもとに、ACP の実践を目に見える形で理解していただき、今日からでも ACP の実践をはじめていただけることを願って作成している。

　本書の特徴は、とにかく「ACP の実践のコミュニケーション・プロセス」を可視化したという点にある。

　ACP 実践に必要と考えられる概念や背景について、Part 1 を読んでいただき理解を得たうえで、Part 2 からは ACP の実践のコミュニケーション・プロセスをプロセスレコードとして提示している。

　ACP 実践のタイミングや必要な時と場所は多岐にわたる。特に慢性疾患患者の場合は診断時から人生の最終段階に至るまでさまざまな医療介護スタッフが長きにわたって関わり続けることになる。そのようなケースへの ACP の実践についても、本書では「疾患経過の中での ACP の実践」として、症状の進行に伴って実施すべき医療介護スタッフや場面を想定して具体的な ACP の実践について提示している。

　ACP の実践は、医療介護に携わるすべてのスタッフに求められるケア実践である。ACP 実践のタイミングはいつやってくるかわからない。本書では、「場面別 ACP の実践」という項目を設け、病院の場面では外来受診時や、入院時、退院前カンファレンスといった場面における ACP の実践や、地域包括ケアの場面では、在宅療養を行う者への自宅への初回訪問時、サービス担当者会議、高齢者施設への入所時といった場面における ACP の実践を想定して、実際のコミュニケーション・プロセスを提示している。

　Part 3 では、ACP の実践力を高めるトレーニングツールとして、ACP 実践ワークを掲載している。各病院施設や地域包括ケアの現場における研修にて活用いただきたい。

　本書を活用いただくことで、より多くの医療介護スタッフの方々が ACP の実践に自信をもって臨めるようになることを願っている。

2020 年 6 月

池永昌之、濱吉美穂

目次

PART 3 ACP 実践ワーク（濱吉美穂）

編集・執筆者一覧

PART **1**

ACPの概念と背景

1 ACP とは何か

1 | ACP の定義

近年、世界各国で ACP（アドバンス・ケア・プランニング：Advance Care Plannig）に関する議論が高まってきている。ACP に関する研究論文は 1994 年では年間 2 桁代に過ぎなかったものの、2017 年には 800 件を超える論文が発表されるようになっている[1]。特に欧米諸国において先進的に実施・研究が進められてきているが、シンガポールや台湾、日本などのアジア諸国でもそれに追随するように関心が高まり、実践・研究の蓄積が進みつつある。しかしながら、世界中で統一された ACP の定義があるわけではなく、その概念も拡がりを見せている。ここでは、近年特に国内のさまざまな研究者・実践者が引用することの多い ACP の定義について紹介する。

✎ ヨーロッパ緩和医療学会が示す ACP の定義

2017 年に Rietjens JAC[2][3] らが、109 名の専門家に対してデルファイ法で ACP の定義を評価する研究結果から導き出した定義である。

ACP は、本人自身の将来的な治療やケアの目標と選好（価値観）を明確にしたうえで、その目標と選好について家族や医療介護スタッフと話し合うプロセスのことを指す。また必要に応じてそれらを記録し、常に見返すことができるようにする、と示している。

また、推奨されることとして、個人のレディネス（準備性）に基づいた ACP の実施が重要であるということ、また、個人の健康状態が悪化するにつれて ACP 実施の内容を焦点化させていくよう、定期的な見直しを行うことが示唆されている。加えて ACP の実践プロセスを強化するためには、訓練された医師以外のファシリテーターによる ACP 実践も必要であることが示されている。

✎ 日本老年医学会「ACP 推進に関する提言」[4]

ACP はそもそも英語圏で概念形成され実践が進められてきたため、その役割や方法論の理解は容易ではなく、適切に理解しつつ活用していくためには、日本の文化や制度を含めた社会環境における適用方法を検討しつつ普及を図る必要がある、として日本老年医学会はその定義を「ACP は将来の医療・ケアについて、本人を人として尊重した意思決定の実現を支援するプロセスである」と示している。

ACP の実現のために、本人と家族等と医療・ケアチームは対話を通し、本人の価値観・

意向・人生の目標などを共有し、理解したうえで意思決定のために協働することが求められる。「ACPの実践によって、本人が人生の最終段階に至り意思決定が困難になった場合も、本人の意思をくみ取り、本人が望む医療・ケアを受けることができるようにする」と説明が添えられている。

🖋 日本における ACP の愛称「人生会議」について

「人生会議」とは、ACPの愛称であり、2018年に厚生労働省がACPをよりわかりやすく普及啓発するために広く愛称を募集して公募で決定したものである。

ACPとは、人生の最終段階において、本人の意思が尊重され、本人が希望する「生を全う」できるよう、年齢を問わず健康な時から、人生の最終段階における医療・ケアについて考える機会をもち、本人が家族等や医療・ケアチームと繰り返し話し合うこと、本人自身が大切にしていること、どのような医療やケアを望んでいるかについて自ら考え、その考えを信頼する人たちと話し合うこと[5]と示されている。

自分自身の希望や価値観は、自分自身が望む生活や医療・ケアを受けるためにとても重要な役割を果たすものである。誰もがいつ何時、命に関わる大きな病気やケガをする可能性がある。命の危険が迫った状態になると約70％の方がこれからの医療やケアなどについて自分で決めたり、人に伝えたりすることができなくなるといわれていることから、もしも、自分自身がそのような状況になった時、家族などの信頼できる人が「あの人なら、たぶん、こう考えるだろう」と自分自身の気持ちを想像しながら、医療・ケアチームと医療やケアについて話し合いをすることになる。もしもそのような場合であっても、自分自身の信頼できる人が、自分の価値観や気持ちをよく知っていることが重要な助けとなる、といった内容が紹介されている。

🖋 厚生労働省「人生の最終段階における医療・ケアの決定プロセスに関するガイドライン」（平成 30 年版）[6]

本ガイドラインでは、人生の最終段階における医療・ケアについては、医師等の医療従事者から本人・家族等へ適切な情報の提供と説明がなされたうえで、介護従事者を含む多専門職からなる医療・ケアチームと十分な話し合いを行い、本人の意思決定を基本として進めることが重視されている。本ガイドラインではACP（「人生の最終段階の医療・ケアについて、本人が家族等や医療・ケアチームと繰り返し話し合うプロセス」）の概念を盛り込み、医療・介護の現場における普及を図ることを目的として、初回の策定から10年の歳月を経て改訂されたものである。改訂版で特筆すべきは、以下の3点である。

1）本人の意思は変化しうるものであり、医療・ケアの方針についての話し合いは**繰り返すことが重要である**ことを強調した。

2）本人が自らの意思を伝えられない状態になる可能性があることから、その場合に本人の意志を推定しうる者となる**家族等の信頼できる者**も含めて、事前に繰り返し話し合っておくことが重要である。

3）病院だけでなく介護施設・在宅の現場も想定する。担当医師ばかりでなく、看護師やソーシャルワーカー、介護支援専門員等の介護従事者を含む、医療・ケアチームが活用すべきガイドラインであると強調している。

本ガイドラインの策定により、改めて ACP の実践は医師などの医療者だけが行うべきものではなく、家族等と医師をはじめとする医療介護スタッフが最善の医療・ケアを創り上げるために行うべきであるということが周知されたことになる。

2 | なぜ今、ACP が必要なのか？

インフォームド・コンセントから「情報共有─合意モデル」へ

医療現場では病状や治療方針の説明をインフォームド・コンセント（IC）として医師が本人の病状を説明し、患者の病状に沿った生物学的情報を基に最善の治療方針を提示し、患者・家族が治療方針を受け入れ同意するという、「説明─同意モデル」で進められてきた時代が長かった[7]。しかし、清水らは患者・家族らの生活や希望を叶えるための治療やケアを考えるというスタンスが重要であると示唆し、医師ら医療チームから生物学的な情報を中心とした病状・治療についての説明を行い、そのうえで患者・家族らは自身の価値観や人生計画、選好を含む自らの人生における過去・現在・未来についての情報を医療チームへ説明する。そしてそれらの患者・家族からの情報をもとにして患者本人・家族にとっ

図1「情報共有─合意モデル」による意思決定プロセス

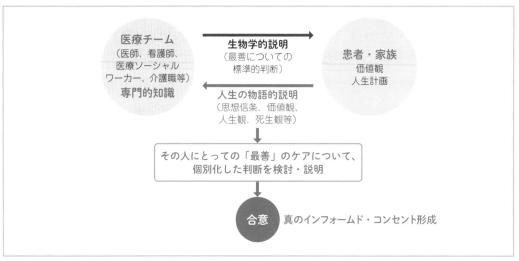

（清水哲郎：臨床倫理エッセンシャルズ（2012年春版）．東京大学大学院人文社会系研究科死生学・応用倫理センター．p10，2012．を参考に筆者作成）

ての個別化された最善の方針を模索し、最善と考えられる方法を提示していきながら合意に至るという「情報共有―合意モデル」を提唱している。この「情報共有―合意モデル」はまさしく ACP 実践の根底となる概念といえる。清水が提唱するこのモデルでは、患者・家族の真の合意形成を目指し、医療チームと患者・家族双方向の人間的なコミュニケーションが行われる（図1）。

🖊 意思決定を促すための「意思表明支援」という考え方

長江[8]は、選択肢を提示したうえで、その人の真の意向を引き出すためには、何が大切かの価値を明確にする、どうしたいのかという意向・目標を考え、どれが良いかという選択を意識化し、表出する「意思表明」を促したうえで、意思決定に導く支援を行う必要があると示唆している。意思表明支援という考え方は、先述した清水らが提唱する「情報共有―合意モデル」において、本人自身が医療チーム側から提示されたことをもとに自分自身がどうしたいのかについて思考を巡らせながら思案し、自身の人生の価値観に沿った方針を自ら選び取るプロセスそのものである。長江は、意思決定支援のプロセスとしての「意思表明支援」を、病状の変化により治療の変更や生活再編を必要とする時期に、その人自身が現在の病状やおかれた状況を理解し、「どう生きたいか」を考え、自分の価値や考えを意識化し、表現し、振り返るなどの思考過程を促すというケアのプロセスである、と定義している。

これら「情報共有―合意モデル」や、「意思表明支援」という概念は全く新しく生まれたものではない。これまでにも医療介護スタッフに求められる姿勢として、教育過程の中で何らかの形では重要なことであると示されてきていた。しかし、実際的にはこれらの姿勢を十分に医療介護スタッフが意識して役割として担い切れていなかったという事実がある。特に医療の現場において、現実的には「説明―同意モデル」が中心となっていたことから、本来の患者・家族自身の人生に関する価値観が反映された治療方針の決定になっていなかったのではないかという反省をもとに、「本人自身の将来的な治療やケアの目標と選好（価値観）を明確にしたうえで、その目標と選好について家族や医療介護従事者らと話し合うプロセス」である ACP 実践が必要であるという議論が高まっていると言える。

3 | EOL ケアと EOL ディスカッションの考え方

🖊 EOL ケアとは

「人は存在するゆえに苦痛があり、人生の最終章までそれは続く。医療従事者は安らかな死に手を携えるだけでなく、死に至る過程の生き様を下支えするため、すべてを捧げる」

これは、近代ホスピス運動の創設者である Saunders DC の言葉である。

ACP を実践していくうえで欠かせない概念として、EOL ケア（End of Life Care：エンド・オブ・ライフケア）の考え方がある。EOL ケアは、これまでがん患者の疼痛や症状マネジメントを中心に考えられてきた「緩和ケア」や終末期における人のケアに特化した「ターミナルケア」の代替用語ではない。医学の進歩によって、がんや難病もすぐに死に至る疾患ではなくなった現代において、「緩和ケア」や「ターミナルケア」の概念だけでは捉えきれないケアが必要となってきた。

Saunders DC が示唆している「死に至る過程の生き様を下支えする」支援を行うためには、がんや難病、慢性疾患の進行に伴って人生の最終段階に向かう人々の心身の苦痛に伴走しケアを提供するための新しい概念として「EOL ケア」という考え方が必要となってきたのである。長江[9] は、EOL ケアは「診断名、健康状態、年齢に関わらず、差し迫った死、あるいはいつかは来る死について考える人が、生が終わる時まで最善の生を生きる事ができるように支援すること」と定義している。老いや病を抱えながら、地域で暮らし続ける人々の生き様や死生観、文化等、その人らしい生き方を尊重したうえでのケアということになる。

EOL ディスカッションとは

西川ら[10] は、EOL ディスカッションについて「現在差し迫った病状にあり、患者が望むケアの目標や願い、価値観を明らかにするような対話のプロセス」と定義している。これまで EOL ディスカッションは、延命治療を行うか、最後の療養場所の選択をどうするか等の終末期の治療目標と過ごし方について、終末期のがん患者と話し合う場合に実践されてきた。がんの再発や積極的治療は中止するほうが望ましいといった、いわゆる「悪い知らせ（Bad News）」について患者に話したうえで、残りの生き方への願いを話し合うことは、医療介護スタッフにとっても患者にとっても心理的負荷は非常に大きい。しかし、この EOL ディスカッションを行った患者は、自らの願いにそった EOL ケアが受けられ、終末期の QOL が向上するといった報告[11]-[13] もあり、非常に重要な支援プロセスである。

EOL ディスカッションは、ACP 実践のプロセスに包含される概念といえる。「将来の医療・ケアについて、本人を人として尊重した意思決定の実現を支援するプロセス」である ACP 実践が、早い段階から丁寧に医療介護スタッフらと患者の間で行われるプロセスとして踏まれていれば、この EOL ディスカッションに対する心理的負担は双方の立場から考えても軽減されるのではないかと考える。

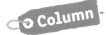

日本のACP実践の現状

　日本では、2018年に厚生労働省が愛称を「人生会議」とし、11月30日を「人生会議の日」と定めたこともあり、医療介護スタッフはもちろんのこと、一般市民の間でも「人生会議＝ACP」として知られるようになり、「終活」や「エンディングノート」といった概念の広まりとともに一般市民の関心も大きくなりつつある。

　2014年に医療介護スタッフを対象とした人生の最終段階の意思決定支援・ACP実践を促進するための教育プログラム「患者の意向を尊重した意思決定のための研修会（E-FIELD）」が開発され、国立長寿医療センター（2016年からは神戸大学）が中心となって医療介護スタッフへのACP実践教育が開始された。日本におけるACP関連の文献数が、2014年には飛躍的に多くなっている[14]ことから、E-FIELDが果たした役割は大きいと考えられる。

　しかし、実際には自信をもってACPの実践ができている医療介護スタッフはまだ多くはない。そもそも、和を重視する日本のこれまでの文化背景の中では、「自己決定」という概念自体が未熟な状態であり、ともすると自分のことは自分で何でも決めなければならない、という風潮を押しつけることも危惧される。よってACPを日本で推進させていくためには、専門職だけがACPへの意識を高めたからといってうまくいくものではなく、患者・利用者を含む一般市民の意識を向上させることも重要になってくる。

　そこで、近年さまざまな市区町村の健康保健課や医師会主催で「人生会議」や「人生最期の希望を考える」といった市民啓発講座の開催や、「人生会議」のために使えるリーフレットや冊子などが開発されるようになってきている。

　ここでは、筆者が関わった市民公開講座を紹介する。

● **東淀川区　こぶしネット市民公開講座（大阪府大阪市）**

テーマ：自分で決めたい私の人生　～もしものときの医療と介護・そして人生会議～

日時：2019年12月1日（日）午後2時～4時

第1部：笑福亭學光さんによる「終活落語」

第2部：人生会議とオレンジノートについてのお話し（淀川キリスト教病院　池永昌之先生 × 佛教大学　濱吉美穂先生）

第3部：オレンジノートを書いてみる＆話してみる

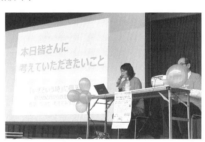

当日の様子（左：濱吉美穂、右：池永昌之）

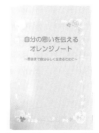

オレンジノートの表紙

　本市民公開講座には東淀川区民約280名が参加し、配布したオレンジノート（自分の価値観を振り返るノート）を講師が主導し説明しながら自分で書いてみるという啓発イベントを実施した。多くの人が強い関心をもって参加していた。

ACPを行う時期と対象者、ACP実践の阻害要因

1 | ACPの実施時期と対象者の選択について

　近年、日本における「人生会議」の愛称からも推察できるように、ACPの必要性は人生の最終段階に近い人だけに限らないという考え方が主流になってきている。普段から家族等の重要他者が本人の人生における価値観などを理解していることで、人生の最終段階における代理意思決定を委ねられた場合でも、本人の思いにそった決定ができる可能性があることから、欧米でもACPは本人の価値や人生の目的などを理解し共有するための対話を重視するようになってきている[15)-17)]。がんやHIVも慢性疾患という位置づけとなり、人生100年時代とも言われる長寿社会の中で、自分の人生の最終段階はいつと言えるのか。その境界がより一層わかりにくくなる現代において、この世に生を受けた誰もがACPを必要とする対象者であるといっても過言ではないのかもしれない。とはいっても、医療介護スタッフにとっては、自分が関わる患者・利用者らに対していつACPを開始するべきかは、非常に頭を悩ます問題である。しかし残念ながらACP実践においていつがベストかの共通認識は示されていない。

　医療介護スタッフにとってACP実践を開始する1つのタイミングとして指標となりうるのが、「サプライズクエスチョン」の考え方ではないだろうか。主にがん患者を担当する医師が、「この患者が1年以内に亡くなったら驚くか？」という質問を自分自身に問いかける手法で、予後や緩和ケアの導入時期などの目安を考えるために米国で開発されたものである。「この患者が1年以内に亡くなったら驚かない」という時期であれば、そのタイミングこそが本人の目標や価値観について話し合いをはじめることが有益だと想定される、EOL期の患者を見定めるための手段とされている。

　このようにACPの実践開始の目途となるような指標も1つの参考にしながら、先述したようにACP実践は人生の最終段階だけに実施するものとは限らないため、さまざまな場面や段階においてACP実践のタイミングを意識することが必要だと考える。ここでは、ACP実践のノウハウを体系的に示した米国のRespecting ChoicesによるACP実践のステージ分類をもとにして、日本の現状と照らし合わせて考えられるACP実施の段階を示す（図2）。

🖊 第1段階（教育現場や保健福祉行政活動における啓発の場面）

対象となる人：具体的なケアの計画立案の必要性にさほど迫られてないが、今後について

考えようとする人、もしくは考え出したほうがよいと思われる人

・老若男女問わず自分のこれからの人生や暮らし方を考えようとする人

・介護保険第1号・第2号被保険者となった人

・65歳以上の独居高齢者

🖊 第2段階(かかりつけ医への受診時や在宅介護の場等地域包括ケアの場面)

対象となる人:何らかの慢性的な疾患に罹患しており、症状や合併が悪化傾向にある人

・介護保険サービス利用開始時の人

・がんなどの悪性・進行性疾患と診断された人

・非がん慢性疾患と診断された人(慢性呼吸器疾患、慢性心不全、慢性腎不全、神経難病等)

・認知症と診断された人

🖊 第3段階(病院や診療所・在宅診療等)

対象となる人:人生の最終段階(予後が1・2年~半年程度)にあると思われる人

・症状のコントロールが難しくなっている人

・これ以上の治療方針がない人

・がんの末期と考えられる人

・慢性疾患で入退院を繰り返すようになった人

・サプライズクエスチョンに合致する人

2 | ACP 実践を阻害する要因の明確化と改善方法の検討

　日本においてACP実践を促進させ、浸透させるためには、医療介護スタッフ側の課題

や阻害要因があることはもちろんであるが、本人・家族側の要因や、社会環境的な要因も
あり、これらすべての要因を理解したうえで、一つひとつの要因を丁寧に整理して解決し
ていく必要がある。以下に ACP 実践を阻害すると考えられる要因と改善する方法につい
て示す。

▶ 本人・家族側の要因

- ・恐怖感の存在
- ・病状による大きな苦痛があり思考できる状況ではない
- ・自分の治療方針に関する選択に対しての意識と関心の低さ
- ・医療情報の知識・認識・理解の不足
- ・そのような会話をするタイミングは「今ではない」という思い
- ・これから先に起こり得る状況を予測できない
- ・ACP や EOL などの会話をすることに対する心地良くない思い

【改善・対応方法】

- ・ACP による話し合いがなぜ必要なのか、わかりやすく説明する
- ・ACP 実践の理解を得るために、重要なメッセージを伝える（14 頁参照）

▶ 医療介護スタッフ側の要因

- ・ACP に対する知識とスキルの不足
- ・意思決定支援の役割を担う意識の不足
- ・ACP 実践のグッドプラクティスやロールモデルの不足による ACP 実践への不安
- ・ACP 実践を開始するタイミングがわからない
- ・多職種連携に対する実践力不足と苦手意識

【改善・対応方法】

- ・病院・施設によるスタッフの ACP 実践への意識を高めるための啓発教育を行う
- ・ACP 実践のプロセスを丁寧に記録に残す意識を高める
- ・記録方法を統一する
- ・ACP 実践による良い事例を報告し、グッドプラクティスの情報を蓄積していく
- ・多職種連携意識と実践力を高めるために、日ごろから他職種と積極的にコミュニケーションをとるように心がける

▶ 社会環境的要因

- ・ACP の記録方法が決まっていない、またはさまざまな施設・場面による相違がある
  （ACP に関する記録や情報の取り扱い方が周知・統一されていない）

- ・ACPを実施する時間や場所の不足
- ・インセンティブの不足（ACPを実施することによる効果や報酬が見えにくい）
- ・病院とコミュニティケアの調整不足（病院と在宅診療医の連携不足）
- ・意思決定支援に関する教育機会の不足

【改善・対応方法】

- ・医療・看護・福祉・介護教育における意思決定支援やACP実践に関する教育カリキュラムの創出、定期的な研修会の実施
- ・病院・施設の管理者の立場から、ACP実践はスタッフ全員の役割であることを強調し、カルテやACP実践プロセスの手引き等を作成する
- ・患者と医療介護スタッフがACPについて話し合うための媒体となる冊子等を作成し活用する
- ・病院から在宅医療へ移行する際にそれぞれの場でACP実践の記録を共有できるシステムを構築する
- ・地域包括ケアシステムの中で、途切れることなく個人のACP情報が紡がれる方法の検討

文献

1) 谷本真理子，芥田ゆみ，和泉成子：日本におけるアドバンスケアプランニング研究に関する統合的文献レビュー．Palliative Care Research，13（4）：341-355，2018.

2) Rietjens JAC, Sudore RL, Connolly M: Definition and recommendations for advance care planning: an international consensus supported by the European Association for Palliative Care. Lancet Oncol, 18（9）: e543-e551, 2017.

3) Sudore RL, Lum HD, You JJ, et al.: Defining Advance Care Planning for Adults: A Consensus Definition From a Multidisciplinary Delphi Panel. J Pain Symptom Manage, 53: 821-32. e1, 2017.

4) 日本老年医学会：ACP推進に関する提言．
https://www.jpn-geriat-soc.or.jp/press_seminar/pdf/ACP_proposal.pdf（2020年6月アクセス）

5) 厚生労働省：人生会議のロゴマーク募集します．
https://www.mhlw.go.jp/stf/newpage_03044.html（2020年6月アクセス）

6) 厚生労働省：人生の最終段階における医療・ケアの決定プロセスに関するガイドライン（平成30年3月）
https://www.mhlw.go.jp/file/06-Seisakujouhou-10800000-Iseikyoku/0000197721.pdf（2020年6月アクセス）

7) 清水哲郎：臨床倫理エッセンシャルズ（2012年春版），東京大学大学院人文社会系研究科死生学・応用倫理センター，2012.

8) 長江弘子編：看護実践にいかす エンド・オブ・ライフケア 第2版，日本看護協会出版会，p95，2018.

9) 長江弘子編：看護実践にいかす エンド・オブ・ライフケア 第2版，日本看護協会出版会，p4，2018.

10) 西川満則，高梨早苗，久保川直美，三浦久幸：アドバンスケアプランニングとエンドオブライフディスカッション．日本老年医学会雑誌，52（3）：217-223，2015.

11）Mack JW, Weeks JC, Wright AA, Block SD, Prigerson HG：End-of-life discussions, goal attainment, and distress at the end of life: predictors and outcomes of receipt of care consistent with preferences. J Clin Oncol, 28（7）: 1203-1208, 2010.

12）Wright AA, Keating NL, Balboni TA, Matulonis UA, Block SD, Prigerson HG: Place of death: correlations with quality of life of patients with cancer and predictors of bereaved caregivers' mental health. J Clin Oncol, 28（29）: 4457-4464, 2010.

13）Wright AA, Zhang B, Ray A, Mack JW, Trice E, Balboni T, Mitchell SL, Jackson VA, Block SD: Associations between end-of-life discussions, patient mental health, medical care near death, and caregiver bereavement adjustment. JAMA, 300（14）: 1665-1673, 2008.

14）角田ますみ：日本におけるアドバンスケアプランニングの現状―文献検討と内容分析から，生命倫理，25（1）：57-68，2015.

15）Sudore RL, Heyland DK, Lum HD, Rietjens JAC, et al: Outcomes That Define Successful Advance Care Planning: A Delphi Panel Consensus. J Pain Symptom Manage, 55（2）: 245-255. e8, 2018.

16）Detering KM, Hancock AD, Reade MC, Silvester W: The impact of advance care planning on end of life care in elderly patients: randomised controlled trial. BMJ, 340: c1345, 2010.

17）Bernacki RE, Block SD: Communication about serious illness care goals: a review and synthesis of best practices, JAMA Intern Med. 174（12）: 1994-2003, 2014.

PART **2**

ACP実践

1 ACP 実践を行う前に

1 | ACP 実践を行う前に、はじめに確認すべきこと

　ACP 実践を行う際には、これから行う ACP 実践の目的とゴールを考えたうえで、進め方を検討しておく必要がある。本人自身の疾患や心身の状態に対する認識が実際と大きく相違している場合には、ボタンを掛け違えたままの対話になってしまう。

　よってまずは、以下の 3 点に関して順を追って確認する。

①本人の疾患や心身の状態に対する理解度を確認する。
②理解度と実際の状況とのギャップを確認する。
③本人が正しく客観的に本人自身の状況を理解できるかを確認のうえ、話を進める。

　また、ACP 実践には落ち着いた空間と時間を確保されていることが重要になるため、話し合う時間は十分に確保されていることを伝える。例えば、具体的に「本日は説明のために約 30 分時間を確保しておりますので、よろしくお願いいたします」や、診察の場面であれば「本日の予約外来は最後なので、十分に時間はとれると思います」といった前置きを伝えておくとよい。

> ◆「本人の心身状態を確認する」際の具体的なコミュニケーション例
> ・本人自身の言葉で、自分の病状の捉え方を話してもらう（現在のことだけではなく、この 1 週間や 1 か月間などの変化を話してもらう）。
> 「最近の具合・調子はいかがですか？」
> 「病状の変化はどのように感じておられますか？」
> 「最近の病状はだんだんと悪くなっているなという感じですか？　それとも横ばいという感じでしょうか？　または、だんだんと良くなっていると感じておられますか？」

2 | 本人・家族等に対して ACP 実践の理解を得るために伝えるべき重要なメッセージ

　患者本人や家族等に対して ACP 実践を行う場合、相手は唐突な感じがして、その時点で拒否感を覚えてしまう可能性がある。まずは、なぜこのような話を進めるのかをわかり

やすく伝えるメッセージがACP実践の成功の秘訣である。

以下に示す5つのメッセージを伝えることにより、本人・家族等のACP実践への心の準備性を高めていただきたい。

①これから話し合うことは、本人だけでなく家族も含むすべての人のために重要なことである。

②予期せぬけがや病気になるということは、誰にでもいつかは起こり得る可能性がある。そしてその予期せぬ時には思いを伝えたり意思表示したりすることができない可能性が高い。

③いざという時に、あなたの大切な家族はあなたのために決断を下さなければならないことが出てくる。

④これから話し合うことは、あなたの考えを家族や私たち医療介護スタッフに伝えることになり、それは将来的にあなたを助けることになる。

⑤これからの話し合いで、あなたの人生の目標や価値観を振り返り、家族や私たちに伝えておくことは、これから先のあなたの望む暮らしを支えるために大切なことである。

◆ 「ACPをはじめる」際の具体的なコミュニケーション例

・今日、話をしたいと考えている内容について伝える。もしも患者にとって悪い情報を伝えることになる場合には、あらかじめそのような話になるかもしれないことを伝える。

「本日は、今後、出現してくる病状の変化とそれに対する治療や療養についてお話ししたいと考えています」

「現実的なお話になるので、少し厳しいお話になるかもしれませんが、よろしいでしょうか？」

---

3 │ ACP実践において確認するべき本人・家族等の情報

ACP実践では、本人とその家族等の思いや願いを引き出しながら、実現に向けた治療・ケア方針や暮らしのサポート内容を検討していく。ACP実践は、さまざまな対象、段階や場面における実践が想定されるが、どのような対象・段階・場面であっても共通して確認するべき基本的な情報を紹介する。

①本人がこれから先どのような暮らしを送りたいと考えているのか？

②本人にとって受け入れがたいことや、最もつらいと感じることは何か？

③医療や介護に対して、どのようなこと（何）を期待しているのか？

④暮らしの中で、最も優先してもらいたいと考えていることは何か？

⑤誰と相談したい、もしくは相談したくないと思っているのか？（信頼できる人は誰なのか？）

⑥現在抱えている病気やこれから選択する治療が今後の生活にどのような支障をきたすと考えているのか？

　筆者の体験では「これからどのような暮らしを望むか？」という問いかけをしたとしても、いきなりその場で答えられる人は多くはない。その場合は、②の「受け入れがたいこと、最もつらいと感じることは何か？」という問いかけからはじめると、答えられる人が多く、その延長線上でこれからの暮らしへの望みが具体的に見えてくる場合も少なくない。

4 | ACP実践における具体的なコミュニケーション方法

　ACP実践で忘れてはならないことは、単なる医療介護スタッフからの情報提供の場ではなく、本人の思いを引き出し、それらの情報を共有するために行うということである。そのためには、基本的に傾聴の姿勢をとることを忘れず、相手の意思決定をジャッジしない姿勢も重要である。アメリカの社会福祉研究者であるBiestek FPが示した、個別援助における援助関係の原則である「バイステックの7原則*」は、援助者とクライアントの間に望ましい援助関係を形成するために必要な態度として、①個別化、②意図的な感情表現、③統制された情緒的関与、④受容、⑤非審判的態度、⑥自己決定、⑦秘密保持、の7つをあげている。ACP実践には、まさにこのバイステックの7原則を守る姿勢が必要であるといえるのではないか。

　具体的には、以下の点に留意してコミュニケーションを進めていただきたい。

①相手の言葉の意味を探る。

　➡このような話に対する拒否感はないか。表情や口調、発する言葉の内容から探る。

　拒否感が感じられた場合、あなたにとって心地良くない話ではあるかもしれないが、こ

---

*バイステックの7原則 [1][2]
・個別化：対象者の抱える困難や問題は、人それぞれの問題であり同じ問題は存在しないという考え方。
・意図的な感情表現：対象者の感情表現の自由を認める考え方。感情表出を促すことによって、逆に本人自身の心理状況を俯瞰できるようにすることを目的とする。
・統制された情緒的関与：面接する者自身が対象者の感情に飲み込まれないようにする。
・受容：対象者の考えは、その人の人生経験や熟慮のうえの思考からくるものであり、個性でもあるため、決して否定せずなぜそのような考えなのかを理解する。
・非審判的態度：対象者の行動や思考に対して善悪を審判しないという態度。
・自己決定：あくまでも自らの行動を決定するのは本人自身である。
・秘密保持：対象者の個人情報は他者にもらしてはならない。

れから話し合うことはこれからのあなたの暮らしにとってどのように大切なことか、を伝える。

②相手に対する精神的な侵襲を軽減させる前置きのフレーズを駆使する。

➡「もしもの場合」「よろしければ」「これから先」「そろそろ」etc

③常に、相手の思いや感情をたずねる。

➡「今、他に何か確認しておきたいことはないですか?」

④常に話を要約しながら、何度も確認をしながら聞いていく。

⑤今、このような話をしていることの意味を伝えていく。

➡なぜ今、このような話し合いや相談が必要なのかをわかりやすく、想像しやすく伝える。

⑥説明が必要な場合は、わかりやすく、状況を容易にイメージできるような言葉で伝える。

⑦「なぜ、あなたはそのような選択をするのか?」と問いかける。

➡意思決定・選択の理由や根拠となるもの、これまでの経験からくる思いを探る。

◆ 「つらい説明を聞くことへの思いをたずねる」際の具体的なコミュニケーション例

「病状の説明を聞くことに関して、どのような願いをおもちですか?」

「たとえつらい説明であったとしてもちゃんと聞きたい、ちゃんと聞いて今後のことをしっかりと自分で考えたいと思っておられますか?」

「これまでつらい話を何度も聞いてきたから、これ以上はあまりつらい話は聞きたくない、家族に伝えてもらったらよい、というお考えではないですか?」

「自分が聞いてもわからないから、ある程度大まかなことだけ話された後は、医療者のほうでいいように決めてもらったらよいという方もおられるのですが、いかがですか?」

「私たちがみる患者さんには2通りの方がおられます。ある方はどんなに厳しいことであってもはっきりと聞きたいという方と、つらいことはあまり聞きたくないので、医療者や家族に任せるという方です。どちらのほうに近いとお考えでしょうか?」

・余命についてもはっきりと聞きたいのか確認する。

「やっておきたいことや言っておきたいことがあるので、余命まではっきりと聞いておきたい人もいるのですが、どうお考えでしょうか?」

「はっきりとした余命は我々にもわからないのですが、大まかな見通しはお話しできるかもしれませんが、お聞きになりたいですか?」

・病状や治療についての話を1人で聞きたいのか、家族と一緒のほうがいいのか確認する。

「本日は現在の病状や今後の治療のことについてお話ししたいと考えていますが、お1人でお聞きになりますか? それとも今日は簡単にお話しさせていただいて、詳しいお話は、後日、ご家族がおられる時にしましょうか?」

17

5 本人の意思決定能力がないと判断される時の家族等重要他者への確認方法

　本人の意思決定能力がない場合、本人にとっての家族等重要他者に対して本人ならばどのような方針を望まれるかを確認する必要がある。ここで確認すべきことは、あくまでも「本人であればどのような判断をするか？　どのような願いをもっていたのか？」ということであり、家族等重要他者の願いではない。そのため、以下のような言葉かけによって、家族等重要他者が本人の思いに思いを馳せることができるように思考を促すと良い。

①「○○さんの好きなこと、嫌いなことなど教えていただけますか？」
②「○○さんは、これまでの暮らしの中でどんなことを大切にされていましたか？」
③「もしも、○○さん自身で食事が食べられなくなった場合、○○さんだったらどのようにお考えになると思われますか？」
　「例えば、ご友人や親戚の方で同じような状況になられた方などに出会われたことはありませんか？」
　「もしもそのような機会があったとしたら、その時のご本人の様子はどうでしたか？」
　「その時、○○さんはどのようなことを話されていましたか？」

6 ACP 実践における医療介護スタッフの役割

　2018 年に改訂された「人生の最終段階における医療・ケアの決定プロセスに関するガイドライン」では、病院だけでなく介護施設・在宅の現場も想定し、担当医師以外にも看護師やソーシャルワーカー、介護支援専門員等の介護従事者を含む、医療・ケアチームが意思決定支援に関わる必要があると明言していることから、ACP 実践はすべての医療介護スタッフに求められている役割・ケア実践能力であることがわかる。ACP を実践する場面としては、本人・家族等と担当者の 1 対 1 で実践する場合もあれば、担当者会議や退院前カンファレンスといった多職種が集った場で実践される場合も考えられる。どの場合でも、ACP 実践には基本的な面接技法やファシリテーション能力が必要となる。ACP 先進国といえる欧米諸国では、すでに ACP ファシリテーターの養成教育プログラムが開発され、多くの ACP ファシリテーターが実践を進めている。日本でも先述した E-FIELD が開発され、これまで多くの病院施設にて ACP ファシリテーターの養成[3] が進められてきている。しかし、E-FIELD プログラムへの参加には、「各医療機関等において、人生の最終段階における医療・ケアに関する意思決定に携わっている医師を含む多職種チーム（2 名以上 4 名以下）で参加できること」という施設単位での応募が必要であるという要

件があり、地域包括ケアにおける医療介護スタッフが参加するにはハードルが高い。

　とはいっても ACP 実践の対象や段階・場面は多様であり、実践の絶妙なタイミングは突然やってくる場合もある。そのタイミングを逃さないためにも、医療介護に従事するすべてのスタッフが ACP 実践の役割を担うことのできる実践力を高めておく必要がある。

　ACP 実践においてそれぞれの医療介護スタッフに期待される役割について以下に示す。

🔎 医師

　病状の進行により新たな治療導入の意思決定を行う場合や医療依存度の高い場合、人生の最終段階における治療への意思決定を行う場合については、医師が ACP をファシリテートすることが求められる場面が多い。欧米では患者側も医師に ACP を受けることを望む傾向があるという報告もある[4]。しかし、実際の場面において、医師の説明が意図通り患者に伝わっているという保証はなく、そもそも医師と患者とでは思考や認識の仕方が異なりすれ違いが生じやすいとの指摘がある[5]。また、病気の専門家である医師と患者の間には、「強者―弱者」の関係が形成される傾向があることも指摘されており[6]、医師を目の前にすると思うように自分自身の考えを伝えられない患者の心理も理解したうえで、ACP 実践を進めていく必要がある。

🔎 病院（病棟）看護師

　病院で勤務する看護師は、患者の入院生活の 24 時間すべてにわたって関わっている。よって、患者にとっては最も身近な存在であり、心理・身体状況の変化に真っ先に気がつく存在であるはずである。患者は、初対面の看護師であっても、医師に比べて本音を言える存在であり、対等な目線で会話のできる存在と見なしており、看護師に対して「質問できる機会」を求めている[7]との示唆がある。また、「治療に関する決定の相談相手」というよりも、「医師に言いにくいことの相談相手」となることを期待しているという報告[7]もあり、患者のこのような心理を理解したうえで ACP 実践の役割を担う必要がある。24 時間の入院生活において、患者の心身の状況は変化し ACP 実践を行うべきタイミングが訪れる機会は少なくはない。よって、看護師は入院しているこの患者のこれからの治療と暮らしを考えた場合、どのような意思決定支援が必要になるのかを常に考え、医師を交えた ACP 実践が必要なタイミングなのか、もしくは看護師だけで ACP 実践をしたうえで、多職種を交えた ACP 実践が必要なのかを見極める必要がある。

🔎 MSW

　MSW（Medical Social Worker：医療ソーシャルワーカー）は患者の在宅療養や、社会生活上の課題に対する支援の他に、スピリチュアルな苦痛や患者家族に対する心理社会的

支援を担う重要性が指摘されている[8]。また、ソーシャルワーク支援における課題は、患者との時間をかけた対話のプロセスや科学的理論や技術に基づく実践とともに、専門職という枠組みを超えた人間同士のあたたかい関わりではないかという指摘もある[9]。MSWは、言わずもがな先述したバイステックの7原則を駆使した面接技法を得意とする専門家である。入院患者の退院後の暮らしを見つめた支援のあり方を模索する際に、このバイステックの7原則を意識したMSWがファシリテーターとなってACP実践を行うことは、患者・家族にとって本当の思いを表出することのできる重要な機会となるのではないかと考える。

🖊 訪問看護師

　訪問看護師の役割は、「住み慣れた地域で在宅療養を最後まで支える」ことである。訪問看護師は、日々のケアにおいて療養者とのふれあいから発言や表情を見逃さず、在宅療養者への意向確認のタイミングを常に意識しながら、状況に応じて意思確認を繰り返すといった支援を実践していることが明らかになっている[10]。訪問看護の利用者は、その多くが人生の最終段階について考える身体状況にあることが多い。そのような利用者・家族にとって自宅は自身のフィールドであり、最も落ち着いて安心できる環境である。自分らしく過ごせる環境においては、自身の思いを表出しやすいとも言える。よって訪問看護師は現時点において、最も重要なACP実践の役割を担っている職種ではないかと考える。

🖊 介護支援専門員

　介護支援専門員（ケアマネジャー）は、あくまで利用者の立場に立ち、利用者にとって最善のケア、妥当性の高いケアとは何かを吟味する必要があり、利用者の自己決定の支援に必要な情報を利用者に提供する義務がある、とその役割が示されている[11]。「自己決定」への支援が求められているという点では、ACP実践の役割を担うべき職種といえる。介護支援専門員は、ケアプラン作成の際、居宅サービス計画書に「利用者及び家族の生活に対する意向」とその意向に基づいた「総合的な援助の方針」を示さなければならないが、このケアプラン作成プロセス自体がACP実践といっても過言ではない。在宅退院に向けた場合の退院前カンファレンスや在宅介護現場におけるサービス担当者会議などの場面で、ACP実践のイニシアチブをとる場合も出てくると考えられる。退院前カンファレンスやサービス担当者会議など多職種の医療介護スタッフが集まる場面においてACP実践するためには、事前に利用者・家族の意向を十分に引き出したうえで、ACP実践のゴールを設定する準備が必要不可欠である。

文献

1) F・P・バイステック著・尾崎新，福田俊子，原田和幸訳：ケースワークの原則─援助関係を形成する技法 新訳改訂版，誠信書房，2006.

2) 中央法規出版編集部編：六訂　介護福祉用語辞典，中央法規出版，2012.

3) 神戸大学：「患者の意向を尊重した意思決定支援のための研修会　相談員研修会」開催のご案内.
https://square.umin.ac.jp/endoflife/2019/general.html（2020 年 6 月アクセス）

4) Houben CHM, Spruit MA, Groenen MTJ: Efficacy of Advance Care Planning: A Systematic Review and Meta-Analysis. J Am Med Dir Assoc, 15 (7)：477-489, 2014.

5) 尾藤誠司編：医師アタマ─医師と患者はなぜすれ違うのか？，医学書院，2007.

6) 鮫島輝美：現代医療における医師─患者関係の問題点とその克服，ジャーナル「集団力学」，27：33-61，2010.

7) 出石万希子，豊田久美子，平英美，石川ひろの：看護師─患者間のコミュニケーションに関する研究─RIAS による会話分析，日本保健医療行動科学会年報，26：142-157，2011.

8) 田村里子：ターミナルステージで心理社会的側面をどう支えるか（特集終末期におけるステージ別のケア─捉え方と実践）．緩和ケア，16（5）：406-410，2006.

9) 島根麻里子，三原博光：終末期の患者に対する心理社会的支援の検証─医療ソーシャルワーカーの支援事例から．人間と科学　県立広島大学保健福祉学部誌，14（1）：123-128，2014.

10) 鶴若麻里，大桃美穂，角田ますみ：アドバンス・ケア・プランニングのプロセスと具体的支援─訪問看護師が療養者へ意向確認するタイミングの分析を通して．生命倫理，26（1）：90-99，2016.

11) ケアマネジャーの資質の向上のための方策等に関する調査研究事業報告書（平成 29 年度老人保健事業推進費等補助金），エム・アール・アイリサーチアソシエイツ株式会社，2018.

　がんや慢性心不全、慢性呼吸器疾患や神経難病などの患者は、完治は難しいものの内服コントロールや症状マネジメントにより一定期間は地域・在宅で通常の日常生活を続けることができる。よって、慢性疾患を抱えることになったとしても、入退院を繰り返しながら地域での暮らしを続ける方は少なくない。しかし、「完治はしない」疾患の場合、病状の進行という事実から逃れられることはできず、治療やケアを提供しながら伴走する医療介護スタッフにとって、本人・家族への適切な時期における適切な ACP 実践は重要な使命といえる。

　疾患によって、病状進行により治療やケアの内容・療養の場を再考すべきタイミングが存在する。さらに数年にわたる慢性疾患の闘病を支える医療介護スタッフも多岐にわたることから、それぞれのタイミングにおいて患者・利用者にとってのキーマンとなる医療介護スタッフも変化していくことになる。

　ここでは、代表的な慢性疾患を抱える患者・利用者の疾患経過の段階に沿って、病状進行による重要なタイミングを示しながら、それぞれの時期においてキーマンと想定される医療介護スタッフを想定し、各スタッフとしての立場・役割による ACP の実践を示す。

1 ｜ 進行膵臓がん

進行膵臓がん患者への ACP 実施上の留意点

　膵臓は内臓の中でもより深いところに位置し、他の臓器や血管に囲まれているため、腫瘍があっても見つかりにくく、症状も出にくいのが特徴である。また、診断のための組織採取も難しいことから、確定診断までに時間を要することもある。早期のうちから浸潤・転移しやすいのも特徴であり、患者自身が身体症状を感じて受診し、精密検査を受けたのちに確定診断を受けるころにはかなりの進行期にあることが少なくない。病状進行も早く切除が可能な状況である場合でも、5 年生存率は他臓器の悪性腫瘍に比べて低い。また疼痛や黄疸、食欲不振などの症状が出やすく、診断を伝えた時から症状の進行を見据えた ACP を進め、本人がどのような生活を望むのか、緩和ケアの導入も視野に入れた話し合いが重要である。

　ここでは、進行膵臓がん患者への告知時期をはじめとして、病状の進行が早い事例における症状の経過を追いながら、3 時点（告知の時期、今後の治療方針の決定時期、最期の場所を考える時期）における ACP ディスカッションの実際を示していく。

🖊 事例紹介

Aさん　66歳　女性　進行膵臓がん　独居（夫と死別）

　夫を45歳の時に肺がんで亡くした後、工務店の事務を続けながら趣味のテニスを楽しみ活動的に暮らしてこられた。65歳で定年退職してから時間ができたので海外旅行を楽しんでいたが、背部痛が続き倦怠感がとれないために受診し、精密検査の結果膵臓がんが発見された。現在は独居であり身寄りは姪家族だけとのことなので、本日は本人のみに病状の告知をすることになる。病状は進行膵臓がんで周囲への浸潤だけでなくリンパ節転移も見られ、抗がん剤治療による延命効果は望めない状況である。本人に病状の告知後、今後の治療方針を考えていかなければならない。

🖊 告知の時期の ACP

- ● ACPの段階：第2段階（精密検査の結果、進行膵臓がんの診断を告知する時期）
- ● 生活状況：独居
- ● ACP実践者： 医師 ・看護師（□は中心となる人、以下同じ）
- ● 場面：外来受診時

🖊 ACP ディスカッションを担当する者としての思い

医師・看護師の思い

　Aさんの膵臓がんは、リンパ節転移もあり化学療法も体力を低下させるだけで効果的とは考えられない状況である。本日は、精密検査の結果をはじめて本人に伝えることになり、進行膵臓がんである告知をしなければならない。本人の衝撃を受け止めつつ、信頼関係を築きながら今後について話を進めていければと思っている。

🖊 ACP ディスカッションのゴール設定

①悪い知らせを伝え（本人に自身の病状を告知する）、理解を促す

②本人の衝撃を受け止め、信頼関係を構築する

③今後の治療方針についての話し合いをはじめる

✎ ACP ディスカッションの実際

▶ 本人への告知

発言者	ACP ディスカッションのやりとり	ポイント
看護師	A さんこんにちは。前回もご一緒させていただきました看護師の●●です。今日は暖かくなって良かったですね。前の方の診察が終わられたようなので診察室へ入りましょう。私もご一緒させていただきますね。	看護師も面談に同席することを伝え、同意を得る。
A さん	こんにちは。本当に昨日みたいに寒かったらどうしようと思いましたが良かったです。●●さん、今日もよろしくお願いします。	
医師	A さんこんにちは。今日は随分と暖かくなりましたね。もう春がそこまで来た陽気です。今年は桜が咲くのも早いかもしれませんね。 さて A さん、**先日お越しになった後の体調はいかがですか?**	本人の気持ちを和らげるような言葉かけで迎える。 本人の身体状況の認識を本人の言葉で伝えられるよう問いかける。
A さん	こんにちは。そうですね…。痛み止めをいただきましたが、あまり腰の痛みには効いていない気がします。食事もあまり食べたくない感じですし。	
医師	そうですか。痛み止めはあまり効かなかったのですね。前回お越しになられた時に、「今日はこれまでの検査の結果を A さんにお伝えする大事な面談をします」とお伝えしていたと思います。 今日もお 1 人でお越しですが、お 1 人で病状の説明をお聞きになりますか? **もしお望みでしたら、日を改めてご家族とご一緒に説明をさせていただくことが可能ですが、どうしましょうか?** または、今日のところはお 1 人で聞き、後日、ご家族とお越しになった時に、ご家族にお話しすることでも結構ですよ。	家族と一緒に病状説明を聞きたいか、1 人で聞きたいのかを確認する。

Aさん	家族といっても夫は先に亡くなっていて子どももいませんし、姪が1人近くにいるだけですから、私1人でお聞きするので十分です。姪には私のほうから伝えます。	本人は1人で告知を受ける思いで本日の面談に臨んでいることがわかる。
医師	では、これからこれまでの検査の結果についてお話ししていきます。**残念ながら、Aさんにとっては少し厳しい話を聞いていただかなければならない**結果でした。 （間をとって）Aさんも前回少し疑っておられたように、腰の痛みは膵臓がんが原因かと思います。	「残念ながら」「厳しい話を」といった前置きのフレーズを用いて、心の準備ができるように話を進める。
Aさん	…そうですか。いろいろとネットで調べてみたら、私の症状と一緒な気がしたので疑ってはいましたが、やはり…そうですか。腰が痛いなどの症状が出てきたら結構進んでいるということも書いてありましたが…。	ある程度予測をしていたのか比較的落ち着いて受け止めている。
医師	はい……。その進行度も転移が認められる進行期のがんという状況です。Aさんがおっしゃる通り、膵臓がんは、残念ながら症状が出にくくて気がついた時には進行しているということが少なくありません。	本人の問いかけをゆっくりと受け止めるよう沈黙の時間を少しとりながら、がんであるという告知と同時に病状の進行度も伝えている。
Aさん	…やっぱり…ね。 両親もですし、夫もがんで亡くしているので、なんとなく覚悟はしていたんです。でもこうして聞いてみると、やはりショックですね…。	
看護師	Aさん、驚かれましたよね。（背中に手をあてながら）大丈夫ですか？	背中に手をあてながら寄り添う。
Aさん	ええ。実はかなり覚悟して今日は話を聞きにうかがったのです。でも、やはり実際に自分が告知を受けると、ね。でも夫の時のほうが取り乱していた気がします。	

医師	そうですか。**このままもう少し病状についてお話を続けさせていただいてよろしいですか？** 驚かれたと思いますし、このまま詳しい話を聞くのはしんどいと感じられる場合などは無理せずに、おっしゃってくださいね。	さらに詳細の病状を説明することに対して、どのように感じているか確認して次の段階へ進める。
Aさん	大丈夫です。自分のことだし自分しか聞くものはいませんから。	

▶ 病状の詳しい説明と今後についての話を進める

発言者	ACP ディスカッションのやりとり	ポイント
医師	では、Aさんの今の詳しい病状についてご説明していきますね。これが、CTとMRIの結果です。 ・・・中略・・・ という状況ですが、お話、難しくなかったですか？ 早口すぎたらおっしゃってくださいね。	
Aさん	いえ。理解できます。要はかなり進行しているということですね。	
医師	**残念ながら、**周りの組織にも腫瘍が及んでいる状況で、リンパ節にも転移しており、肺にも影があるので転移であると考えられます。	新しいことを伝える前には、「残念ながら」といったフレーズを用いる。
Aさん	そうですか…そうすると完全に治すということは難しいのでしょうね。夫の時も、見つかった時にはリンパ節転移があって、抗がん剤治療をしたけれど2年ももたなかったから…。	
看護師	そうなのですね。ご主人様のことは残念でした。お若かったのですよね。	
Aさん	働き盛りの45歳で亡くなってしまいました。 もっと一緒に旅行に行きたかったのにね。	

医師	そうでしたか。それは本当にご主人様もおつらかったでしょうね。 Ａさんの病状も、**完治を目指した治療は大変難しい状況です。**これからは、Ａさんらしい生活をいかに保っていくか、ということが**現時点での目標として**考えていかねばなりません。	明確に、今の状況について提示して、これからの目標についても伝える。
Ａさん	完治は難しい…という状況なのですね。そうかあ…。	
医師	今日はいろいろとお話を進めてしまい、本当に驚かれたことと思います。大丈夫でしょうか？ これからのことについては、また少し時間をおいてお話を進めていくことにしましょうか？ 医師たちの中でもＡさんの病状について十分に話し合い、これからの最善の治療について検討しますので安心してください。	
Ａさん	そうですね。なんだか今日はもう頭がいっぱいというか…。	
看護師	そうですよね。お１人ですべて受け止められるのは、おつらいことだと思います。何かお聞きになりたいことがあれば、いつでも私にでも先生にでも質問してくださったらいいですから。	
Ａさん	はい。ありがとう…。	

▶ 今日の話の要約

発言者	ACP ディスカッションのやりとり	ポイント
医師	Ａさん、今日はいろいろご説明してしまいました。おそらく頭がいっぱいだと思います。**また次回にこれからのことについてゆっくりご相談させていただければ**と思います。	本人の今の気持ちに共感しつつ、次回にはゆっくりと今後について考えたいという旨を伝える。
Ａさん	はい。なんかもうこれ以上今は何を聞いても頭に入ってこない気がします。	

看護師	Aさん、本当にいつでもいいのでご連絡ください。今日聞き忘れたことなど、後で思い出されるかもしれませんから。

Aさん	はい。ありがとう。

医師	Aさん、今日はこれまでいろいろ検査してきた結果をもとに、**Aさんの今の病状についてご説明させていただきました。**今日のお話はカルテにも書いておきますし、看護師さんが言っているようにいつでも聞きたいことがあれば連絡くださればと思います。**次回は、これからのことについてゆっくり時間をとって一緒に考えていきたいと思いますので、**1週間後にまたお越しいただけますか？ 今日は、また違った痛み止めを出しておきますね。	本日の話の内容の要約と、次回話す内容についての説明をしておく。

Aさん	はい。ありがとうございます。わからないことは少し考えてみます。姪にも相談してみます。

✎ カルテや支援記録への記載内容

▶ **説明内容**

　現在独居であり、姪家族がいるだけの状況とのことなので、本人にのみ、一連の検査の結果を画像を見ながら説明し、膵臓がんとの診断と、進行しておりリンパ節転移があって完治が難しい状況であることについて説明した。今後の治療については、次回の検討課題とすることを確認した。今後の治療方針については、一旦、衝撃を受け止める時間をもってから、次回ゆっくり時間をとって相談していくことにする。

▶ **現時点での本人の思い**

　さまざまなネット上の情報から、ある程度膵臓がんであることを疑っており、告知を冷静に受け止めた様子ではあるが、夫をがんで亡くしているため、さまざまな想像ができるため不安が強い様子。

-------------------------------- **1週間後** --------------------------------

✎ 現在の状態

Aさん　66歳　女性　進行膵臓がん　独居（夫と死別）

　Aさんは、前回の受診時に進行膵臓がんとの告知を受け、少し自身で考える時間がほ

しいとのことで、今回は１週間ぶりの受診となる。独居で子どももなく支える人がいない状況での闘病となるため、本人自身で治療や療養場所の意思決定をしてもらう必要がある。現在はまだ自身で動ける状態であり、冷静に考えられる状態でもあるため、今のうちにこれからの病状進行を見据えたうえでのさまざまな準備を進めてもらいたいと担当者は考えている。

今後の治療方針の決定時期の ACP

● ACP の段階：第２段階（告知後、今後の治療方針と緩和ケアの導入について検討を進める時期）
● ACP 実践者： 医師 ・看護師
● 場面：外来受診時

ACP ディスカッションを担当する者としての思い

医師・看護師の思い

　本日は、１週間前に告知をしてからはじめての外来受診である。背部痛に対して新たに投薬した鎮痛薬の効果を確認するとともに、今後の治療方針についてしっかりと本人と話し合いながら、これからの暮らしへの願いを確認しつつ意思決定を促していく必要がある。特に独居であるため最期を迎える場所等についても考えておく必要性について、意識してもらえればと考えている。

ACP ディスカッションのゴール設定

①本人の病状の捉え方を確認する
②病状説明に対する本人の願いを確認する
③緩和ケアについてわかりやすく説明する

ACP ディスカッションの実際

▶ 本人の病状認識を確認する

担当者	ACP ディスカッションのやりとり	ポイント
医師	こんにちは、Ａさん。やはり今年は暖かくなるのが早かったから桜の開花も早いですね。とても気持ちの良い気候になりました。 さて、この１週間のご自分の体調については、どのように感じておられますか？	気持ちをほぐすための言葉をかける。 本人の病状認識を本人の言葉で伝えられるよう問いかける。

Aさん	そうですね…だんだんと体力が弱ってきているような気がします。洗濯物を干す時や食事の後片づけをする時も、途中で一休みしないと、一気にすることが難しくなりました。食事もなんとなく無理矢理に食べているような感じで美味しくなく、食べた後に食べ疲れたなという感じになることがあります。 がんがどんどん悪くなっているのではないかと、不安になることもあります。	自分で体力の弱りを自覚していることを改めて認識しているとともに、病状の悪化に対する不安も感じるようになってきている。
医師	そうですか。**少しずつ体力の弱りを感じることがあるのですね。**まだ、がんの治療は行っていないので、心配になりますよね。 **今日は、Aさんの今後の暮らし方や治療、そしてケアについて、Aさんの願いも踏まえて相談したいと考えています。** 私たちは多くの患者さんをみせてもらうのですが、**1つお気持ちをお聞かせいただいてもよろしいでしょうか？** 私たちがみさせていただく患者さんには2通りの方々がいらっしゃるのです。 **ある方は、**どんなに厳しいことであっても、詳しく知っているほうが、いろいろなことを自分で決めることができるのでいいという方です。もう**一方の方では、**あまり厳しいお話は受け止める自信がないので、自分は知りたくない、家族に話をしてもらうだけでいいという方です。 どちらが良い患者さんというわけではないと思うのですが、**Aさんはどちらの患者さんに近いとお考えでしょうか？**	本人の病状認識と受け止め方を再確認する。 今後の暮らし方・治療とケアについて、本人の願いに基づいて、ともに考えていくことを伝える。 病状説明に対する望みをわかりやすく例を挙げてたずねてみる。 本人はどちらの考えに近いか確認してから、話を進める準備を行う。
Aさん	そうですね…何もかも聞いてしまうことは確かに怖いような気もするのですが、ちゃんと病状は聞いておいたほうが、万が一の時のことについて準備ができるような気もします。自分のことでもあるし、病状についてある程度のことは、しっかりと聞いておきたいと思います。	自分1人で、例え厳しいことであったとしても聞きたい旨を、はっきりと伝えている。

医師	自分のことだから、自分の病状についてはある程度のことは**聞いておきたいということですね。例えばもし、命の長さについても、**ある程度わかるようなものなら、聞いておきたいとお考えでしょうか？	たとえ厳しい情報であっても、聞きたいと感じている発言から、今一度本人に再度確認するため、問いかける。「例えば」という前置きのフレーズを使いながら核心について聞きたいかどうかも確認する。

Aさん	命の長さですか？　あまり考えたことはありません。しかし、さすがにあと何か月と言われたりすると、落ち込んでしまうかもしれません。 もし限られた命ならば、姪家族が困らないように、通帳のことや、保険のことなど、お金のことは自分で整理して伝えておきたいなと、考えたことはあります。	余命告知の願いはよくわからないが、「これだけはしておきたい」ことを表出した。

医師	そうですか。わかりました。とは言っても、あと何か月というような余命がわかることもあれば、わからないことも多いのです。ただ、あまり期間を区切って言われることは、気持ち的にもつらいかもしれません。断定的なことはわからないことも多いので、**あくまで私たち担当の医療者が考えている目安、可能性としてお聞きになるようにしてください。** では今日は、これから予測される見通しと出現する**可能性のある身体の症状についてお話しします。そのうえで、今後の生活に対する願いをお聞きし、医療・ケアについてご相談していきたいと考えています。** 今日は外来診療も終わっていますので、**30分ぐらいはゆっくりとご相談することが可能です。** お話しした内容については、あとで看護師さんにも伝えておきますので、後日、いろいろと相談していただいても結構です。	余命の予測は明確なものではなく、あくまで目安や可能性であることを伝える。 今から、病状について話すことを明確に伝える。特に病気のことだけではなく、それによって出現する症状や生活に対する影響を話す。 本日のこの場はゆとりをもって話し合える場であることを伝える。 他のスタッフとも共有する予定であり、他のスタッフに相談することもできることを伝える。

▶ 今後の生活に対する具体的な願いと思いについて確認していく

発言者	ACP ディスカッションのやりとり	ポイント
医師	では、Aさんとしては**これからどのような暮らしをしていきたいか**、**Aさんのお考えを**お聞かせいただけますか？　その願いをうかがいながら、これからの治療の方向性や、ケアの準備、暮らしの場などについても一緒に考えさせていただければと思います。	これから先の生活の願いについて考えられるように、思考を促す声かけをする。
Aさん	ありがとうございます。とにかく夫が亡くなった後も仕事を続けてきて、海外旅行を楽しみだしたところだったから、もう少し旅行を楽しみたいなと思っていました。そんな悠長なこと言ってる場合じゃないのはわかってるのですけどね。抗がん治療の効果がない、抗がん治療を行うことによる副作用で逆に体力が弱ってしまうということはうかがっていますし理解できます。しかし、それでも、「何とかならないものかなあ？」「これであきらめて、本当にいいのだろうか？」「奇跡にかけてみたい！」という思いにもなってしまいます。	
医師	確かに、悪くなっていくのをただ待っているような気持ちになってしまうことはつらいですよね。**実際、何もやらないよりも何かやっているほうが、安心とおっしゃる方もいらっしゃいます。**しかし、この時期に体調をできるだけ整える治療をすることが、結果的に長く頑張るためには大切であるとも言われています。**常に、身体にとって最善の医療を行って参りますので、そこは安心しておいてください。**	他の患者の状況なども情報提供しながら、本人が考えられるように促していく。 もし治療がないような状況でも、見捨てることなく、最後まで責任をもって、本人の身体にとって一番良い医療を行っていくことを保障する。
Aさん	どうぞよろしくお願いいたします。 先生、今、私の状況はどのような時期なのでしょうか？　もうダメ、どうにもできない身体ということなのでしょうか？　それってもう緩和ケアしかないということなのでしょうか？	

医師　もうダメというのはどういう意味でしょうか？
　　　確かに、がんを治す、良くするということは大変難しいこと
　　　なのですが、何とか体調を整えてがんとうまく付き合ってい
　　　くことが、一番大切な治療だと考えています。痛みが続いて
　　　動けなくなったり、吐き気が続いて食欲がなくなることでも
　　　体力は弱ってしまいます。できるだけ体力を低下させないこ
　　　とは、少しでも長く頑張っていくためにも重要なことです。
　　　確かに病気を完全に治すという意味では治療は難しいのです
　　　が、単に病気と闘うだけではなく、うまく付き合っていく治
　　　療をすることも、長く頑張るためには不可欠なことだと思い
　　　ます。

これからの治療の目標を説明し、医療と本人の価値観を一致させる。

Ａさん　そうですね。体調を整える治療も大切な治療ですよね。抗が
　　　ん剤でも完全に治すことは難しい。どれだけ長く頑張れるよ
　　　うにするかが目標とは聞いていました。緩和ケアって聞くと
　　　もう何もできないのだという思いが強くなって抵抗感があっ
　　　たのですが、病気とうまく共存することも大事ですよね。こ
　　　れまで頑張ってきた自分の身体も大切にしていきたいと思い
　　　ます。

医師　苦痛をとる治療は身体に悪いと考える方が多いようです。し
　　　かし、**緩和ケアは命を短くする治療では決してありません。**
　　　鎮痛薬は身体に悪いとか、ステロイドは副作用が心配とおっ
　　　しゃる方は少なくありませんが、緩和ケアを行う医師が適切
　　　に使えば、身体には悪影響はないと考えられています。最近
　　　の調査では、早い時期から緩和ケアを行うことによって、患
　　　者さんの精神状態や生活の質が改善し、なおかつ、命の長さ
　　　も長くなることがわかってきています。言い換えると、長く
　　　頑張っていただくために、苦痛は我慢するのではなく、苦痛
　　　を減らす治療をしっかりと行うことが大切だと考えられるよ
　　　うになってきているのです。

緩和ケアや症状緩和の治療、医療用麻薬に関する誤解を解く。

Ａさん　そうなのですね。それでは、何か痛みやつらい症状が出てく
　　　れば、遠慮なくお話しすればいいのですね。でも、少しぐら
　　　いの痛みは、お薬を増やすよりも我慢したい気もします。自
　　　分なりに病気と闘いたいという気持ちがあるのです。もとか
　　　ら薬嫌いで、風邪の時やお腹の調子が悪い時でも、できるだ
　　　け薬は飲まないで、食事を調整したり、睡眠時間を増やした
　　　りして、自分で対処してきました。

医師	もともとあまりお薬は好きなほうじゃなかったのですね。**痛みもどちらかというと我慢されてきたということですね。**わかりました、**これまでAさんが大切にしてこられた対処方法も十分に尊重しながら、**苦痛をとる治療を相談しながら進めていくことにしますね。	本人の痛みや苦痛に対する向き合い方を把握しながら、本人の価値観や意味づけを理解するように努める。
Aさん	ありがとうございます。そう言っていただけるとありがたいです。私自身の考え方をいろいろと大切にしていただき、ありがとうございます。 先生、私はね、夫が建ててくれた今の家にできるだけいたいのです。できるだけ、家で暮らしたい。	自分自身の価値観や意味づけを尊重してもらえることがわかり、信頼関係の構築を感じることができるようになる。
医師	わかりました。ご主人との大切な思い出が詰まっているご自宅なのですよね。 それでは、本日のお話の内容もカルテに記載させていただき、看護師さんとも共有させていただきますね。何か不安なこととかがあれば、私にでも看護師さんにでもいつでもご連絡ください。	情報を共有することを伝え、安心を感じてもらえるようにする。

🖊 カルテや支援記録への記載内容

▶ 説明内容

　現在の病状について、完治を目指す治療は難しい状況であることを伝えたうえで、これからの生活上の願いについて一緒に考えていった。緩和ケアについても正しく理解を得るために具体的なアプローチ内容を説明しながら、本人の痛みや苦痛に対する向き合い方についても確認することができた。

▶ 現時点での本人の思い

　がんの完治に向けた治療は難しいということは理解し受け止めつつある状況であるが、まだ完全には納得されていない状況。緩和ケアについても少し認識が変わった様子が見受けられる。海外旅行をもう少し楽しみたいという気持ちをもっており、夫が建てた自宅での生活を続けることを望んでいる。

🖊 現在の状態

Aさん　66歳　女性　進行膵臓がん　独居（夫と死別）

　Aさんは、6か月前に進行膵臓がんとの告知を受けた後、積極的治療は受けずにQOLの維持向上のため疼痛コントロールなどの緩和ケアを受けて在宅診療と介護サービスを利用しながら在宅生活を続けてきた。告知後、本人の願いであった海外旅行にも行くことができたが、最近は食事が進まなくなり体重減少が著明で衰弱が進んできている。

🖊 最期の場所を考える時期の ACP

● ACP の段階：第3段階（最期を迎える場所を考えることを促す時期）
● ACP 実践者：在宅診療医・訪問看護師・介護支援専門員（ケアマネジャー）
● 場面：自宅で在宅療養を支える担当者が集まっている

🖊 ACP ディスカッションを担当する者としての思い

在宅診療医・訪問看護師・介護支援専門員の思い

　できるだけ夫と暮らした自宅での生活を続けたいとのAさんの願いを受け止めて、在宅医療・在宅介護サービスをフルに活用しながらこれまで暮らしを続けてきた。本人としては、独居のため夜間の不安が強くなってきている様子で、このまま在宅で最期の時を迎える準備を整えるか、ホスピスなどへの入院を考えるかの選択をするべきタイミングにきていると感じている。

🖊 ACP ディスカッションのゴール設定

①本人の病状の捉え方を確認する
②本人が抱える不安の要因を明らかにする
③最期を迎える場所について意思決定を促す

🖊 ACP ディスカッションの実際

▶ 本人の病状認識を確認する

担当者	ACP ディスカッションのやりとり	ポイント
訪問看護師	Aさんこんにちは。今日はみんなでおうかがいしました。今のご気分はいかがですか？	本人の病状認識を本人の言葉で確認する。

Aさん	あら、△△さんこんにちは。先生とケアマネさんも…。気分は…そうねえ。あまり良くないわ。ご飯もあまり欲しくないし、もうトイレに行くのが難しいこともあって、失敗した時のためにオムツもはくようにしているんです。	
在宅診療医	そうですか。食事が食べられないですか。Aさん、痛みはどうですか？	
Aさん	痛みは…夜中にかなり痛みが強くなるから、もらっている薬を追加で飲むんだけど、なかなか効くのに時間がかかるようになってきた気がします。	
在宅診療医	そうなんですね。**今の痛み止めも効きにくくなっているのですね。**	具体的に、本人が現状の変化を受け止めることができるように伝える。
ケアマネ	Aさんが**ここ数日ほとんど食事を召し上がられなくなってきている**とお聞きして、こうしてみんなで心配になって様子をうかがいにきました。	具体的に、本人が現状の変化を受け止めることができるように伝える。
Aさん	動かないし、お腹がすかないのは当然だと思うんですけどね…。でも確かに何も欲しくない。薬を飲むのもしんどいなぁと思うようになってきました。	
訪問看護師	Aさん、起き上がるのもしんどくなられているのですよね。**痛み止めも効かなくなってきているようですし、お1人で家におられて、ご不安なことはありませんか？**	本人が感じているであろう不安を表出するような声かけをする。
Aさん	…最近はなんだか自信がなくなってきて…。夜は1人ぼっちだし、このまま目をつむったら朝には起きられないんじゃないかと思うようになってきました。	

| 訪問看護師 | 自信がない、というのは？ | 本人の思いを明確に言語化するように促す。 |

| Ａさん | もうね…家がいいとか言うのも無理かなって。
痛いし、ご飯も食べられないし、1人暮らしだから何かあったら、皆さんにも迷惑かけるでしょ。 | |

| 在宅診療医 | みんなに迷惑をかけるということはないですよ。
ただ、Ａさんがご不安な気持ちをもってこのままご自宅での暮らしを続けられるのは、**もしかすると最善ではないのかもしれないなと**、今のお話をうかがって思いました。 | 自宅で過ごす以外に、本人にとっての最善の方法を考えるタイミングであることを示す。 |

| Ａさん | そう？　…前にお話しされていたホスピス？　とかにもう入ったほうがいいのかしら…。 | |

| 在宅診療医 | **Ａさんが望まれるのであれば、今すぐにでも手続きをはじめる**ことはできます。前から登録はしているので、今ならそんなに時間がかからずホスピスに入院できると思います。
でも、Ａさんはご自宅への愛着がとても強いことはみんなわかっているので、**Ａさんが納得して決定されるまで、私たちがこのままサポートさせていただくことはできます。** | あくまでも、選択は本人の意思によるものであることを伝える。

本人の意思決定を待つことを伝える。 |

| Ａさん | うん…どうしたらいいか、決めきれない…。 | |

▶ 最期を迎える場所について意思決定を促す

発言者	ACP ディスカッションのやりとり	ポイント
訪問看護師	Ａさん、**夜中の不安があるとおっしゃっていましたよね。**痛みが強くなることへの不安や目が覚めないのではないか？という不安の他に、何か今の生活で気になることはありますか？	本人の認識を本人の言葉で確認する。

Aさん	痛み止めを追加で飲んでもなかなか効かないのが何より苦しいです。ぐっすり眠れないんです。だから気持ちもすぐれなくて、ご飯も食べられない気がする。	
訪問看護師	そうですか。**痛みがなかなかおさまらないことが一番おつらいのですね。**痛みがもっと早くおさまったら楽になると思いますか？	本人の今のつらい思いを言語化して共有・確認する。
Aさん	…どうだろう…それだけでもない気がする。やっぱり、1人だし夜は不安。	
在宅診療医	Aさん、**今のお話をうかがっていると、やはりかなり痛みが強いようですね。**痛みを今以上にコントロールするためには、もしかするとホスピスに入っていただいて、もう少し強めのお薬を使うほうが、気分は楽になるかもしれないです。	本人の今の症状を代弁して確認する。
Aさん	家では、これ以上の薬は無理？	
在宅診療医	そうですね…。正直、この先お薬を飲むことが難しくなってくるかもしれないので、ご自宅では厳しいかもしれません。	
Aさん	そうですか…。 いろいろと不安になってきちゃった。ここまで頑張ったから、夫も家を離れても許してくれるかなあ…。ホスピスにお世話になろうかしら。	
ケアマネ	Aさん、とてもこのご自宅での暮らしを大切にされてこられましたものね。ご主人も十分頑張ったと感謝しておられると思いますよ。	
訪問看護師	確かに、痛みをもう少し和らげると、お身体も楽になって気分は楽になるかもしれませんね。私たちも、ホスピスにいかれてもお見舞いにうかがわせていただきます。	

在宅診療医	わかりました。では、痛みのコントロールをしっかりするためにも、ホスピスへの入院手続きを進めていきましょうか。**Ａさん、その方向でよろしいですか？**	あくまでも本人の願いを確認してから手続きを進める。
Ａさん	そうですね。ここまで皆さんに支えてもらって、大切なこの家で暮らせたのは夢みたいです。夫も喜んでいると思います。ありがとうございます。 あと数日は、夫との思い出に浸りながら過ごします。	
在宅診療医	わかりました。では、手続きを進めていきますね。これまでのご自宅での暮らしのご様子など、**すべてホスピスへもお伝えさせていただきます**から、安心してくださいね。	情報を共有することの確認と、それによる安心感を得るよう声をかける。

🖊 カルテや支援記録への記載内容

▶ 説明内容

　現状の本人の不安要素を確認し、不安な要素を払拭するための提案として、以前から話をしていたホスピスへの入院について、本人の意思を確認した。

　疼痛コントロールが現状の内服薬では難しくなってきており、夜間の不安も強く食事が進まなくなって衰弱も進み、QOL が低下している状況である。

　これまでは、夫の建てた自宅での暮らしが本人の生きがいになっていたが、現状は病状の進行に伴い不安が増強している状況であることは本人も納得しており、今後は最期を迎える場としてホスピスで疼痛緩和治療をして心身の不安要素を軽減させる方向で進めることとなった。

▶ 現時点での本人の思い

　夫が建てた自宅での生活を夫との思い出とともに続けてきたが、身体状況が悪化してきているのは自身が一番感じており、痛みを和らげて安心して眠りたいという思いが強くなってきている。

2 | 慢性腎臓病

慢性腎臓病患者への ACP 実施上の留意点

慢性腎臓病は、進行すると末期腎不全に陥り、尿毒症などのため非常に苦痛な症状を伴う。そして、血液透析・腹膜透析・移植などの腎代替療法が必要となり、治療の選択を必要とする。日本では、血液透析が行われる場合が多いが、週3回、1回あたり4時間程度の治療時間を要し、また食事療法など日常生活の制限を行うことが必要となる。そのため、血液透析を行うことは患者にとっても、家族や周りで支える人々にとっても重大な決断となる。透析導入後は、尿毒症の改善から患者は体調の良さを実感する。しかし、血液透析では腎機能のすべてを補えるわけではなく長年血液透析を行った場合、長期合併症が出現する可能性もあり、徐々に血液透析の継続も難しくなる。このような状況の中、慢性腎臓病患者には「悪い知らせ」を繰り返し伝えなくてはならない。慢性腎臓病患者に長年寄り添うこととなる医療介護スタッフ側にとっても、「悪い知らせ」を伝えることは、大変な精神的負担がかかることになる。

ここでは、慢性腎臓病を発症後に想定される症状進行の段階に沿った3時点（血液透析の導入を拒否している時期、血液透析の導入を受け入れる時期、血液透析の見合わせを検討する時期）における ACP ディスカッションの実際を示していく。

事例紹介

B さん　62 歳　男性　会社員　慢性腎臓病

B さんは会社員で妻と娘、母親と同居している。母親は認知症で症状も進んできており、主に介護をしている妻に負担をかけていることを B さんは気にしている。B さん自身は、2型糖尿病を10年前に発症し、糖尿病腎症から慢性腎臓病となった。現在は薬物療法を行っている。尿毒症による倦怠感が強く、通勤することも苦痛になってきているような状況で、透析導入が必要な段階にある。しかし B さんは、外来で主治医に透析をすることを回避したいと訴え、今回は症状緩和のための入院となった。

血液透析の導入を拒否している時期の ACP

● ACP の段階：第2段階（透析導入を含め今後の治療方針を決定する時期）

● 生活状況：妻と娘、母親と同居

● ACP 実践者：医師・看護師

● 場面：入院してはじめての治療方針の説明場面

✎ ACP ディスカッションを担当する者としての思い

医師・看護師の思い

　Ｂさんは透析を導入したほうがいい時期になってきている。Ｂさんは10年以上前から2型糖尿病を患い、慢性腎臓病とも長年付き合ってきているため、病気や治療についても理解していると考えられる。しかし、Ｂさんは外来で透析をすることを回避したいと繰り返し訴えている。Ｂさんが透析についてどう考えているのか、どうして透析を回避したいと思っているのかを明らかにしたい。また、今後どのような生活を送りたいかなどについての願いを確認しながら、どのような治療や支援ができるかＢさんと検討したいと考えている。

✎ ACP ディスカッションのゴール設定

①本人の現在の病状認識や透析への思いについて確認する

②本人が透析を回避したい理由を確認する

③本人が今後どのような生活を送りたいか思いを表出する

✎ ACP ディスカッションの実際

▶ 本人の病状認識と透析に対する思いを確認する

発言者	ACP ディスカッションのやりとり	ポイント
医師	Ｂさんはじめまして。担当医の〇〇です。よろしくお願いします。Ｂさんのお考えをうかがったうえで、今後の治療や生活を一緒に検討していきたいので、担当看護師の□□さんにも同席してもらいます。よろしいでしょうか？	信頼関係の構築のため自己紹介をする。 同席者についても同席理由とともに説明する。
Ｂさん	はい、結構です。よろしくお願いします。	
看護師	Ｂさんこんにちは。担当の□□です。いろいろとご不安なこともおありかと思います。何でもおっしゃってくださいね。	本人の不安な思いを受け止める準備があることを伝える。
医師	前回外来に来られた時は、身体のだるさが強かったようですが、その時から体調の変化はありますか？	本人の体調と病状認識を確認する。

Ｂさん	入院するから職場に迷惑をかけると思って、少し無理をしました。だから、前に外来に来た時よりも身体のだるさは強くなっています。何をしてもだるくて、動くのもしんどいです。食欲もなくなってきて…。薬はちゃんと飲んでいたのですが。	尿毒症症状が悪化している。
看護師	身体のだるさなどの症状が強くなっているのですね。おつらい中、職場に迷惑をかけまいと、お仕事を頑張られたのですね。	症状がつらい中でも社会的役割を果たそうとしている本人に、ねぎらいの言葉をかける。
Ｂさん	はい。無理をしてしまいました。でもね、透析だけは避けたいんです…。	透析を回避したいという思いが強いことがうかがえる。
医師	今、身体がしんどい中でも、Ｂさんには透析だけは避けたいというお気持ちがあるのですね。**どうして透析だけは避けたいと思われているのですか？**	透析を回避したい理由をたずねる。
Ｂさん	私にはまだやらないといけないことがあるんです。仕事では今大きなプロジェクトにかかわっていて、今仕事をストップするわけにはいかないんです。それに、透析したら、家族に迷惑をかけることになる。認知症の母の介護で妻や娘は大変なのに、私まで透析するようなことになったら…。	透析を導入したくない理由に、仕事、母親の介護、家族への負担になりたくないという思いがあることがわかる。
医師	そうなんですね。お仕事のことも、お母様のことも気がかりなのですね。	本人の気持ちを理解する。
Ｂさん	はい。それに、透析をしたら何もできなくなるじゃないですか。	「透析をしたら何もできなくなる」という思いがある。

看護師	そのように思われているのですね。Bさんは透析に関してどのようなことをお聞きになっていますか？ それから透析をすると**何もできなくなる**というのは、具体的にどのようなことができなくなると考えておられますか？	「透析をしたら何もできなくなる」という思いは、本人の思いの核心と捉えられるので、透析に対する本人のイメージを引き出して、本人の気持ちを探索する。
Bさん	透析をはじめたら、週3回ぐらいずっと病院に通わなければいけないと聞いています。定年退職したらね、長期の旅行に行きたいと思っているんですよ。それも行けなくなるし…。何というか…本当に病人になってしまう。	透析をすれば「本当に病人になってしまう」という思いがある。
看護師	退職されたら長期の旅行を考えておられるのですね。**あと何年ぐらいで定年を迎えられるのですか？** 透析をすると、長期の旅行も難しくなって、「**本当に病人になってしまう**」と感じておられるんですね。	「退職したら」という本人の発言を受けて、本人があとどれぐらいで退職のイメージをもっているのか確認する。 本人の気持ちを理解する。
Bさん	あと3年、65歳で定年なんです。その頃にはゆっくり旅行に行きたいなと。…透析したら、ずっと病院に縛りつけられる…言い方が悪いけど、そんな感じじゃないですか。	「病院に縛りつけられる」という思いがある。
看護師	そうですか。Bさんは透析をするとずっと病院に縛りつけられると思っておられるのですね。そのような「本当の病人」になりたくないと思っておられるのですね。	本人の気持ちを理解する。
Bさん	はい。何もできなくなってしまう…。	透析を行うことによる喪失を恐れている。

▶ 現在の病状と透析について説明を行う

発言者	ACP ディスカッションのやりとり	ポイント
医師	そうですか。何もできなくなってしまうと思われているのですね。透析を受けられるようになるからといって、旅行や外出ができなくなるというわけではありませんが、これからBさんの今の身体の状態について**残念なお話をしなくてはなりません。**	心の準備ができるような言葉をかける。
	外来でも聞かれてきていると思いますが、Bさんの腎臓は、透析をしたほうがいい段階にきています。腎臓が体内の浄化をすることが難しくなってきているので、老廃物が蓄積して、今のような身体のだるさや、食欲低下などが起きています。もっとひどくなれば、心不全や肺に水が溜まったりして、命にもかかわります。	病状をわかりやすい言葉で伝える。
Bさん	透析をしなかったら、命にかかわるってことはわかっています。でも、先生、まだ私はこのままでもやっていけると思っています。やっていきたいんです。もう少し何とか透析を避けられないでしょうか？	自身の病状を理解したうえでもなお、透析を避けたいと思っている。
医師	今回の入院で安静にしてもらうことや、治療をすることで、少しは症状を改善できるかと思います。まだ透析を回避することはできますが、今後も血圧管理と血糖管理をしていくことが重要になります。そのためには、食事を今まで以上に気をつけていただくこと、薬は必ず内服することが必要です。それから、体調がこれ以上悪くなるようなことがあったら、定期受診を待たずに来てください。	病状をわかりやすい言葉で伝える。
Bさん	はい。わかりました。透析を避けられるのなら、何だってやります。	
医師	Bさんのお気持ち、わかりました。退院後の生活についてのお話は、またBさんの体調が改善してからしましょう。病気や治療について気になることがあれば、いつでもおっしゃってください。	本人の気持ちを理解する。
		本人が質問しやすい雰囲気をつくる。

Bさん　はい。わかりました。ありがとうございます。

▶ 本日話したことの要約と今後の検討事項について提示

発言者	ACP ディスカッションのやりとり	ポイント
医師	今日は今後の治療方針についてご相談したいと思い、お話をさせていただきました。 Bさんの病状は透析が必要な状態になってきています。ただ、Bさんが透析を回避したいご意向があることを確認し、今回は現在出現している症状を緩和する治療を進めていきたいと思います。**よろしいでしょうか？**	本日話した内容についてまとめる。 本人の意思を再確認する。
Bさん	はい。お願いします。	
医師	透析については、入院中にもご説明していきますので、ご家族にもご相談のうえご検討ください。	意思決定できるように透析について情報提供することを伝える。 家族を含めての検討を依頼する。
Bさん	はい。わかりました。ありがとうございます。	
看護師	透析は週末や夜間に行えるクリニックもあります。お仕事になるべく支障がない形で行っていく方法も検討できるかと思います。それから、旅行に行けなくなると思っておられるということでしたが、旅先で血液透析が受けられるクリニックなどもあります。	本人が、透析は生活に大きな影響を与えると考えているため、透析の実際について説明する。
Bさん	そうなんですか！？　また調べてみます！	透析のイメージが少し変わり、少し関心がもてた様子。

45

看護師	必要であれば、MSW に紹介してもらえるようにします。それから、透析をされながらもお仕事や旅行、趣味の活動を続けておられる方はたくさんおられます。お話をお聞きになりたい時はご紹介しますよ。	より詳しい情報を提供できることを説明し、透析への不安の軽減につなげる。
Ｂさん	そうなんですか。どうもありがとうございます。また教えてください。	
看護師	はい。またご紹介させていただきます。今日、ご説明した内容や、Ｂさんの願いなどについては、カルテにも記載させていただき他のスタッフにも伝えますね。	カルテへの記載の同意を得て、スタッフで情報を共有することを伝える。
Ｂさん	はい。お願いします。	
医師	他にご質問はありませんか？	質問しやすい雰囲気をつくる。
Ｂさん	今のところは特にありません。	
医師	では、本日のお話はこれで終了とさせていただきます。ありがとうございました。	
Ｂさん	どうもありがとうございます。これからもよろしくお願いします。	

🖋 カルテや支援記録への記載内容

> ▶ **説明内容**
>
> 　現在の病状と今後について説明し、Bさんの認識を確認した。透析導入が必要な段階であることを説明した。Bさんは透析について回避したいという思いが強く、今回は症状緩和を目的とした治療を行うことになった。透析については、今後も情報提供を続け、Bさんと家族で検討してもらうことになった。
>
> ▶ **現時点での本人の思い**
>
> 　Bさんは現在の自分の病状について理解しているが、血液透析を行うことを回避したい思いが強い。その理由としては、仕事で今大きなプロジェクトにかかわっていること、認知症の母の介護をしている妻や娘にさらに負担をかけたくないということ、定年後に長期の旅行に行きたいという思いがある。また、透析をしたら「本当の病人になってしまう」という思いをもっているようである。
>
> ▶ **現時点での家族の思い**
>
> 　認知症の母親の介護等のため、今回は来院せず、透析に対する思いは確認できていない。今後確認する必要がある。

-------------------------------- **3か月経過** --------------------------------

🖋 現在の状態

Bさん　62歳　男性　会社員　慢性腎臓病

　Bさんは前回入院後、症状が改善し2週間で退院した。その後、定期的に外来を受診し、血圧管理等も気をつけてはいた。しかし、徐々に尿毒症症状が悪化。全身倦怠感、下肢の浮腫が著明で、息切れ、食欲低下なども出現している。妻に伴われ、本日緊急受診した。前回入院時には、今後の選択肢の紹介として、透析について説明があり、透析センターの見学も行われている。退院時もBさんは「透析はなるべく避けたい」という思いであった。

🖋 血液透析の導入を受け入れる時期の ACP

● ACP の段階：第3段階（透析導入を受け入れる時期）
● ACP 実践者：医師（外来主治医）・外来看護師
● 場面：緊急受診の診察にて

🖋 ACP ディスカッション担当者としての思い

医師・看護師の思い

　本日のＢさんの血液検査データの結果からも、慢性腎臓病が進行していると考えられる。Ｂさんも緊急受診を選択するほど、症状による苦痛が強いのだろう。Ｂさんの現在の身体状況では透析の導入が必要なタイミングであると考えている。Ｂさんは前回の入院時には透析を回避したいという意思が固かったが、現在はどのような思いであるのか明らかにする必要がある。また、家族の思いも確認したうえで、できれば透析を導入したい。

🖋 ACP ディスカッションのゴール設定

　①本人と家族に現在の病状認識を確認する
　②本人と家族に透析導入についての意思を確認する
　③本人と家族の治療に対する望みの表出を促す

🖋 ACP ディスカッションの実際

▶ 本人と家族の病状認識と透析に対する思いを確認する

発言者	ACP ディスカッションのやりとり	ポイント
医師	Ｂさん、おはようございます。今日はどうされましたか？	本人の体調と病状認識を確認する。
Ｂさん	はい。身体がだるくて、もう足もぱんぱんに腫れてしまって。	全身倦怠感、下肢浮腫が苦痛となっている。
妻	ご飯も食べられなくなってきたし、ちょっと動いただけで息切れもしてつらそうだし、心配で連れてきたんです。	食欲低下、息切れも出現している。妻も本人の病状を理解し、心配している。
看護師	そうだったんですね。身体のつらさが増してきているんですね。つらかったですね。いつ頃から「今までとはちょっと違うな」と感じておられましたか？　退院されて３か月ですよね。	本人のつらさに共感しつつ、本人の身体状況への認識を確認する。
Ｂさん	退院してから２か月ほどはまだ調子が良かったのですが、その後がね。仕事が忙しくて、無理をしたのかもしれません。	

看護師	そうですか。忙しくて無理をされてしまったのですね。前回、できるだけつらさを緩和するような方向で治療を進めていましたが、退院されて2か月以降はつらい日々を過ごされていたのですね。	
Bさん	はい。そうなんです。ここまで苦しくなるとやっぱりもう透析をしないといけないんでしょうか？ できれば透析はしたくない…。何とかなりませんか？	透析を受けたくないという思いがある。
妻	またそんなこと言って！ 透析を受けたら身体も楽になるかもしれないじゃない。娘も透析してって言ってたでしょう！	妻と娘は透析を受けたほうがいいと考えている。
医師	Bさんは、**やはり「できれば透析をしたくない」と思っておられるのですね。**	本人の意思を確認する。
Bさん	はい。	
看護師	前回の入院時には、やらないといけないことがあるから透析を避けたいと話しておられたのですよね。**現在はどうですか？**	本人が透析を受けたくない理由について、現在はどのような状況なのか確認する。
Bさん	やらないといけないと思っていた仕事のほうは、今ようやくひと段落したんです。でも母の介護は相変わらずです。	透析を受けたくない理由であった仕事は落ち着いてきている。
妻	何言ってるの！ お義母さんの介護は、デイサービスにもお願いできるようになって、少しはましになってきたんだから。そんなことは気にしないで透析してちょうだい！	母親の介護による家族への負担は少し軽減したようである。妻は本人に透析を受けてもらいたい思いが強い。

| Bさん | うう…ん…、今まで逃げ回っていたけど、もう観念するしかないですね…。 | 透析を受ける方向に気持ちを向けようとしている。 |

| 妻 | そうよ！　まだまだあなたには元気でいてもらわないと！ | |

| 看護師 | 奥さんのBさんを思う気持ちには勝てないですね。 | |

| Bさん | そうですね…（苦笑い）。 | 透析を受けることに十分納得していない。 |

▶ **現在の病状と透析について説明を行う**

発言者	ACPディスカッションのやりとり	ポイント
医師	今の状況と透析について少しお話しさせていただきますね。今回出ている症状、身体のだるさや足のむくみなどは、慢性腎臓病の悪化によって生じています。また、息切れがみられるのは、腎臓だけでなく心臓にも負担がかかってきているからです。**残念ですが、このままにしておくと命にもかかわります。**	少し透析に意識が向いてきているので、改めて病状をわかりやすく説明する。 本人・家族に寄り添う言葉を入れる。
妻	そうなんですか、心臓にも負担が…。お父さん、これから仕事が落ち着いたら、2人でいろいろ楽しもうと言ってたでしょ。元気でいてもらわないと！　もう透析をお願いしましょう！	妻は透析をしなければ命にかかわるということを聞き、焦っている。
Bさん	でも、透析したら、ずっとやめられないんですよね？	透析を継続していくことに不安を抱いている。

医師	一度はじめても、見合わせることはできます。ただ、腎臓の機能は低下しているので、見合わせるとその分、身体への影響が出ます。	透析を開始しても、見合わせるという選択肢があることを説明。
Ｂさん	そうですよね…。	
医師	透析は、だいたい週3回、1回あたり4時間程度の治療時間で行います。どうしても予定が合わないという時などは、相談のうえ調整し、一時的に日程をずらすことなどもできます。旅行先などで透析をできる施設もあります。	透析を継続する場合のイメージをもってもらえるように、具体的に説明。
Ｂさん	そうですか…。はあ…。とうとう透析患者になるんですね…。	「透析患者になる」ことがつらいようであるが、少しずつ受け入れてきている。
看護師	透析をしてみると、身体のしんどさが改善したと言われる方もいらっしゃいます。透析センターは前回の入院時に一度見ていただいたかと思いますが、他の患者さんの様子もご覧になられましたか？	前回入院時の透析センター見学の様子なども振り返ってもらい、本人の透析患者へのイメージを確認する。
Ｂさん	はい、ちらっと。もっと皆さんつらそうにされているかと思ったけど、いろいろでした。他の患者さんと話しておられる方もいました。	透析センターでの他の患者の様子は、本人がイメージしていたとてもつらい状況だけではないということが理解できたようである。
看護師	Ｂさんは透析をしている間もつらいのではないかと考えておられたのですね。	
Ｂさん	そうですね。もっと透析はつらそうなイメージがありました。それに、患者さんが治療を受けに来ているというより、自分の仕事や役割を行うために来ているような雰囲気もあることに少し驚きました。	

看護師	そうですね。透析センターでは、患者さん同士やスタッフが長い付き合いになりますし、「患者さん」というよりは、「病気をもちながら生活している方」という感じで捉えられています。
Bさん	そうですか。いよいよ「患者」として扱われるかと思っていたので意外です。
医師	そうですね。透析を導入する時には、慣れるまでつらい場合もあります。また長期に透析をしていると、合併症がさまざま起きてくることもあります。ただ、それぞれの方の状況にあわせて、医師だけでなく、看護師や臨床工学技士などチームで対応を考えていきますので、ご安心ください。
Bさん	合併症があることは、前の入院の時に教えてもらいました。一度はじめても、場合によっては見合わせることができるなら、透析してみます…。
妻	先生、私もできるだけのサポートをしていきます。どうぞよろしくお願いします。
医師	わかりました。では導入する方向で透析を行う場合のこれからの流れをご説明しますね。
Bさん	はい、お願いします。
医師	血液透析をするには、まず入院して透析のための血管、シャントをつくります。それから、問題がなければ透析を開始します。同時に、今後透析を行う施設の見学なども行っていただき、透析する施設を決定します。

本人の経験をもとに、本人がイメージしていた「透析患者」と実際が異なることを説明する。

透析による合併症について、誠実に説明する。

チームで本人をサポートすることを伝える。

「見合わせることができる」という条件のもと、透析導入を選択した。

透析導入することで同意が得られたことを確認。

透析導入の流れについて説明。

Bさん	前回の入院の時に聞いたので、何となくわかります。	今後の流れのイメージもできている様子。
看護師	透析を行うにあたって、**施設の場所や時間など何か望みは**ありますか？	望みを言いやすいように質問する。
Bさん	仕事は続けたいので、平日夕方や土日で行けると助かります。あと、家の近くがいいです。	仕事の継続と自宅近くで通いやすいことが透析施設の条件であることがわかる。
医師	わかりました。〇〇クリニックなどがいいですかね？	
Bさん	私も調べていて、そのクリニックが気になっていました。	自ら透析施設を検討している。
妻	あら、調べてたの！　お父さん、ちゃんと考えてくれていたのね！	
Bさん	いや、心配だったから。	
医師	そうですか。調べてくださっていたんですね。他にも施設の候補をご紹介しますので、検討してみてください。 それから、今まで行っていただいていた薬や食事での治療も、少し変更がありますが、継続していただくことが必要です。入院や透析導入にあたって必要なことも、この後に看護師から説明してもらいますね。	努力していることを認める。他の施設も紹介し、選択できるようにする。 透析導入後も食事療法や薬物療法などが必要なことを改めて説明。 今後について説明することを伝える。
Bさん	はい。わかりました。	

| 看護師 | 実際に透析をするとなると、これまでと違う点で気になることが出てくるかもしれないので、遠慮せず聞いてくださいね。 | 導入の方向での不安な思いと今後へのサポート体制について明確に伝え、安心感を高める。 |

| Bさん | ありがとうございます。 | |

▶ **本日話したことの要約と今後の検討事項について提示**

発言者	ACP ディスカッションのやりとり	ポイント
医師	本日は現在のつらい症状が腎臓や心臓の機能が低下することにより生じていること、そして透析導入についてのお話をさせていただきました。**Bさんからは「状況によって見合わせることができるなら透析を導入する」とのご意向がありました。**奥さんからも透析を導入したいとのご意向を確認しました。**そのうえで、透析を導入することで進めさせていただきたいと思います。**よろしいでしょうか？ 透析を継続して行っていく施設については、また他の施設もご紹介しますので、検討していきましょう。	本日話した内容について、まとめる。 本人の意思を再確認する。
Bさん・妻	はい。よろしくお願いします。	
看護師	他にご質問はありませんか？ 今すぐに出てこなくても、いつでもわからないことや不安なことは聞いてくださいね。	質問しやすい雰囲気をつくる。
Bさん	ありがとうございます。今のところは特にありません。	
妻	私もありません。	
医師	では、本日のお話はこれで終了とさせていただきます。ありがとうございました。	
Bさん・妻	どうもありがとうございます。これからもどうぞよろしくお願いします。	

カルテや支援記録への記載内容

> ▶ **説明内容**
>
> 　本人・妻に現在の病状を説明し、前回入院時よりもさらに透析導入が必要であることを説明した。本人・妻から透析導入について同意を得た。透析導入にあたっての今後の流れなどの説明を行った。前回入院時の説明等により、ある程度理解していた。
>
> ▶ **現時点での本人の思い**
>
> 　Bさんが気にしていた仕事については、ひと段落したようである。また、母親の介護はデイサービスなどを活用して行えている様子。Bさんは透析の導入について、本人の願いにより見合わせることができるなら、行ってもいいと考えている。今後、透析導入への意思が揺らぐ可能性もあるため、透析に対する不安などがないかを確認し、丁寧な説明を行っていく必要がある。
>
> ▶ **現時点での家族の思い**
>
> 　妻は透析を導入したいと考えている。

-------------------------------- **透析導入より 14 年後** --------------------------------

事例紹介

Bさん　76歳　男性　慢性腎臓病

　Bさんは透析を14年間継続している。現在は心不全や透析アミロイドーシスなどの長期合併症も出現してきており、透析を継続していくことに苦痛を感じている。一昨日透析を行った際に、看護師に対して「透析を見合わせたい」という発言があった。本日外来受診に来る予定である。

血液透析の見合わせを検討する時期の ACP

- ACP の段階：第3段階（透析見合わせを検討する時期）
- ACP 実践者：医師（外来主治医）・看護師（外来）
- 場面：定期受診の外来にて

ACP ディスカッションを担当する者としての思い

医師・看護師の思い

　Bさんの医学的な状況からは、まだ透析を継続したほうがいいと考える。しかし、心不全も進んできているため、人生の最終段階に移行してきている。このことをBさんに認

識してもらい、今後どのように生活したいのかを家族・医療チームとともに話し合ってい
くことが必要である。今回はまず、Bさんの「透析を見合わせたい」との意思がどうして
生じてきたのか、その理由を確認したい。

✏️ ACP ディスカッションのゴール設定

①本人の病状認識を確認する
②本人の透析を見合わせたいとの意思とその理由を確認する
③本人に今後の生活について話し合っていきたいことを伝える

✏️ ACP ディスカッションの実際

▶ 本人の病状認識と透析に対する思いを確認する

発言者	ACP ディスカッションのやりとり	ポイント
医師	Bさん、こんにちは。体調はいかがですか？	本人の体調と病状認識を確認する。
Bさん	身体がだるいです。透析して水を抜いたあとは疲れます。息切れもするし…。だんだんひどくなってきているような気がします。腰も手もしびれて痛いし…。	
医師	身体のだるさや息切れがひどくなってきているように感じておられるんですね。先日、看護師に「透析を見合わせたい」とおっしゃったと聞きました。**これらの症状が出ていることが見合わせたい理由になっていますか？**	本人の思いを理解しようとする。 透析を見合わせたい理由を探索する。
Bさん	はい。透析をはじめた時はね、本当に身体が楽になってね。透析やってよかったと思いました。仕事も何とかやれたし、旅行も工夫して行きたいところに行けましたし。	透析を開始したあと、自覚症状も改善し、仕事や旅行など本人がやりたいことは工夫して行うことができた。
看護師	そうでしたね。頑張ってこられましたよね。奥様とお2人でいろいろと調べられて、工夫されたりして。お2人やご家族での旅行の話をうかがうのも、とても嬉しいです。	今まで本人と妻が努力してきたことをねぎらう。

Bさん	そうですねぇ。いろいろやってきました。…でも、もう透析をやって14年目になって、透析をやっても身体がつらい…。	
看護師	透析を開始してもう14年ですね。頑張って続けてこられましたね。でも、**今は身体がつらくなってこられたんですね。具体的にどのようなところがつらいですか？**	今まで本人が透析を継続してきたことをねぎらいつつ、具体的にどのようなつらさなのか確認する。
Bさん	透析をしてもこれまでのように楽にならなくて、逆に動くのがしんどくなります。10年ぐらい透析をしていると、亡くなる人も増えてくるみたいだし。私ももうそろそろ潮時なんじゃないかなって…。透析をやっていても意味ないのかなって。	
医師	そうですか…。思うように身体も楽にならなくなってきて、透析をする意味が感じられないということですね。それで、**透析を見合わせたほうがいいとお考えなのですね。**	本人の透析をやめたい理由を確認して問いかける。
Bさん	はい。もうやっても意味を感じられないんです…。	
医師	Bさんのお気持ちわかりました。透析をしても**身体が楽になる感覚を感じられない**から、そろそろ見合わせたいということですね。	これからは命にかかわる判断を促す話になるので、その前に本人の「見合わせたい」今の思いを再度確認する。
Bさん	そうです。頑張っても身体が全然楽にならない…。	
看護師	頑張っても身体が全く楽にならないというのは…つらいですね。	本人の思いを理解する。
Bさん	はい…。	

▶ 現在の病状と ACP の必要性について説明を行う

発言者	ACP ディスカッションのやりとり	ポイント
医師	B さんの今のお気持ちはよくわかりました。ここからは**少しつらいお話になるかもしれませんが、大切なことなのでお話**しして一緒に考えていきたいと思います。B さんの場合、腎臓自体の働きが悪くなっていますし、今は心臓も悪くなってきているので、透析を見合わせると、**命の危険が生じることになります。**	本人の気持ちに配慮する。 命にかかわる話をするため、心の準備ができるような言葉をかける。 病状をわかりやすい言葉で伝える。
B さん	今やめたら命の危険…ですか…。	
医師	はい。私としては医学的には、まだ B さんは透析を見合わせるには早いと考えています。B さんの場合、**透析をしない間の体重がもう少し増えないようにできると、**心臓への負担も軽減され、つらさも少しましになるかもしれません。	病状をわかりやすい言葉で伝える。 本人のつらさが軽減する可能性について、具体的に示す。
B さん	そうですか…。私はもうだめかと思っていました。	本人の病状認識と実際とのずれが少しあったことを認識した。
看護師	それほどつらかったんですね。体重の管理については、B さんの生活を一緒に振り返って、**これからのことを考えてみましょう。**	共感を示す。 症状の改善策を提案する。
B さん	わかりました。つらさがましになるといいんですけど…。	
医師	そうですね。少しでも症状が改善できるように一緒に努力したいと思います。 ただ、心臓も徐々に弱ってきているので、透析を見合わせることも含めて、**今後どう生活していきたいかを話し合っていくことが必要かと思います。**今回透析を見合わせたいと思っておられたことについては、**ご家族には話されていますか？**	誠実に治療に取り組むことを伝える。 今後の生活について話し合いが必要になることを説明する。

Bさん	家族には「透析をやめるなんて」って、引き留められそうで話していませんでした。	家族には透析を見合わせたいことを話していない。

医師	そうですか。Bさんが今後どのような選択をされるかは、ご**家族にとっても重要なこと**なので、**一緒に考えていきましょう**。	家族を含めて話し合いをしていくことをすすめる。

Bさん	そうですね。わかりました。	

▶ **本日話したことの要約と今後の検討事項について提示**

発言者	ACP ディスカッションのやりとり	ポイント
医師	先ほどもお話しした通り、まだ透析を見合わせる段階ではないと考えます。Bさんのつらい症状については、改善できるように一緒に取り組んでいきましょう。	本日の内容を要約する。
Bさん	はい。よろしくお願いします。	
看護師	私たちも一緒に考えさせていただきますので、**今後について、**ご家族も含めて少しずつお話しして、決めていきましょう。	今後も話し合いを続けられるよう声をかける。
Bさん	はい。家族とも話してみます。そして、また一緒に来てもらいます。	本人も今後について話し合いをもとうとしてくれている。
医師	他にご質問はありませんか？	質問しやすい雰囲気をつくる。
Bさん	はい。今は特にありません。	
医師	それでは、本日のお話はこれで終了とさせていただきます。ありがとうございました。今日は、今のBさんにとってとても重要なお話をさせていただいたので、カルテにも記録しておくようにしますね。	記録に残すことを確認する。

Bさん　ありがとうございました。これからもよろしくお願いします。

✎ カルテや支援記録への記載内容

▶ 説明内容

　透析を見合わせたい理由を確認したところ、Bさんは長期合併症によるつらさがあった。本人に、病状からはまだ透析を見合わせる段階にはないこと、症状緩和に一緒に取り組んでいくことを説明し、同意を得た。また心不全も進行しているため、家族も含め、今後どのように生活したいかについては検討していく必要があると説明した。

▶ 現時点での本人の思い

　透析を見合わせることは、死にもつながることを理解しており、それほど長期合併症による苦痛が強かったことが考えられる。今後について話し合っていく心の準備はしているようである。

▶ 現時点での家族の思い

　Bさんは、家族には今回の透析の見合わせの願いについて話していなかった。今後の意思決定の話し合いには、参加してもらうように設定していく必要がある。

3 | 慢性呼吸器疾患

慢性呼吸器疾患患者へのACP実施上の留意点

　慢性呼吸器疾患とは、気道およびその他の肺組織の非感染性慢性疾患であり、その種類は多様である。特にその中でも多いのが喘息と慢性閉塞性肺疾患（COPD：chronic obstructive pulmonary disease）であり、COPDは従来、慢性気管支炎や肺気腫と呼ばれてきた病気の総称である。主に長年の喫煙等により有害物質を長期に吸入曝露することで生じた肺の炎症性疾患で、緩徐に進行していく慢性呼吸器疾患である。COPDの場合は、診断から数10年の経過をたどる場合も少なくないが、一度増悪を起こしてしまうと急速に病気が進行するため、生活を整えて増悪を予防し、安定した状態を保つことが大切である。慢性呼吸器疾患患者は、疾患の進行によって生じる息苦しさのため、活動が制限されこれまでの生活の変化を余儀なくされることがあり、さまざまなことに折り合いをつけながら生活をしなければならない。しかし、悪性疾患と違って症状の進行が緩徐であることが多いため、自分自身の症状が進行しても心身ともにその状態に慣れ生活をしていこうとするため、将来的な予後についてイメージをしたうえで生活している患者は多くはなく、感冒などによって症状の増悪を繰り返して、在宅酸素療法が必要となった場合でも、本人・家族ともにいざという時のことについて考える機会がないままに、将来的には呼吸不全へと経過していくケースが少なくない。よって、診断初期から症状の進行ごとにACPを進め、将来的な生活についての意識をもつことを促す必要がある。

　ここでは、慢性呼吸器疾患の中でも予後不良とされている特発性肺線維症の患者・家族に対し、診断初期、病状進行期、EOL期の3時点でのACP実践について示していく。

事例紹介

Cさん　65歳　男性　特発性肺線維症　妻と2人暮らし

　従業員3名の中規模スーパーを個人経営している。最近までは荷物の仕入れや棚出し、レジなど1日中休みなく走り回る日々を送っていた。この冬にインフルエンザに罹患した後、急に労作時の呼吸困難が増強して緊急入院となった。精密検査により特発性肺線維症と診断されたが、入院してステロイドパルス療法を行ったことにより、劇的に症状が改善し労作時の呼吸困難感はあまり感じないまでに回復した。診断を受けた時に、「難病指定を受けている疾患であり、5年生存率は30〜50%程度」という告知は受けているが、現在は症状も改善されたので、危機感なくあまり深刻にもならず退院を迎えようとしている様子である。退院に向けた生活指導を行ううえで、将来的な経過も見据えたACPを行う必要があると病棟カンファレンスで話し合いが行われ、担当看護師が退院指導とともにACPを行うこととなった。

同居の妻もリウマチを患っており、季節によっては思うように動けない時がある。

診断初期の ACP
- ACP の段階：第 2 段階（何らかの慢性的な疾患に罹患した時期）
- 生活状況：リウマチの妻と 2 人暮らし（1 人娘は県外に在住）
- 症状：急性増悪によって一時的に症状悪化したが、現在は治療によって ADL 問題なし
- ACP 実践者：担当看護師
- 場面：病棟における退院指導

ACP ディスカッションを担当する者としての思い

　インフルエンザ罹患後に非常に強い呼吸困難が出現して緊急入院となった。特発性肺線維症という難病の診断を受けた後、治療が功を奏し日常生活が普通に営めるまでに改善しているものの、今後の疾患経過としては予後不良の疾患である。日常生活のうえでは、急性増悪を起こさず生活するような予防的な生活行動が重要となることと、予後を意識したうえで今後の暮らし方やスーパーの経営などの方針、急性増悪を起こした際の対応についても家族とともに検討をはじめてもらえるようにしなければならないと考えている。まずは自分自身の疾患を正しく理解していただき、退院の時期を迎えているので、今後の生活指導も含めて妻も交えて ACP を開始していくことにする。

ACP ディスカッションのゴール設定
　①告知後の本人の身体状況への認識と心理状態を確認し、生活上の注意点についての理解を得る
　②妻の思いを確認する
　③本人の感じている不安について確認する
　④疾患の経過を意識したうえで、今後の暮らしへの願いについて考えることを促す

ACP ディスカッションの実際
▶ 本人と妻の病状認識や思い（不安等）の確認

発言者	ACP ディスカッションのやりとり	ポイント
看護師	C さん、入院してこられた時と比べると、ずいぶん呼吸の様子も落ち着かれてよかったですね。入院されてきた時のご自身の状態は覚えておられますか？	本人自身の疾患・症状への認識を確認する。

Cさん	いやあ、インフルエンザになってから急に息が苦しくなってね、本当にあの時は息ができなくて死んでしまうかと思いましたよ。動けなくなって救急車に乗ったらしいですが、あまり覚えていません。	
妻	もう、あの時はこのまま死んでしまうのではないかと思いました。おかげさまで普通に元気になって、本当にありがたいことです。**私もあまり身体が強くないので、この人が動けなくなっても支えられませんし。**	妻は自身の身体状況から介護力が弱いことを認識したうえで今後の介護への不安を抱いていることが理解できる。
看護師	救急車に乗られたのはあまり覚えておられないのですね。**これまではあまり呼吸が苦しくなることはなかったのですか？**	これまでの暮らしの中での症状への気づきについて、振り返りを促している。
Cさん	スーパー経営しているものですから、1日中店を動き回っていて、身体だけには自信があったんですけどね。でも、重たいものを持った時とか、息が上がるようになったなとは感じていたのですが、年のせいと思っていました。	
看護師	そうですか。この病気は急に症状が悪化して発見されることが多いのです。呼吸器の病気の中でも原因があまりはっきりしていない難病に指定されているということは**お聞きになっておられますよね？**	疾患への理解を促しつつ、本人の疾患認識度を確認している。
Cさん	そうらしいですね。難病と聞いてびっくりしましたよ。娘も心配していろいろ調べてくれていたのですが、今はこの通り症状もなくなってほっとしていますよ。	
妻	本当に、まだまだスーパーのこともあるし、お父さんには倒れられたら困る人がたくさんいるんですからね。	妻は今後のスーパーのことにも不安を抱いていることが理解できる。

看護師	急なことで、**驚かれましたよね**。確かにCさんの今の病状は安定していて、無事退院の日を迎えることができました。今回は治療がとてもよく効いたので症状も落ち着かれていますが、**この病気は病状が少しずつ進行していく病気です**。そのことは**先生からもお聞きになっておられますよね？**	本人・妻ともに今の病状が落ち着いているので、あまり先のことは考えていない状況であることが確認できた。まずはその思いを受け止めつつ、進行性であることについての意識を確認する。

Cさん	はい。完治することはなくてずっと付き合わなければならない病気だとは聞いています。生活でも気をつけることがいろいろあるとうかがいました。風邪をひかないようにとか、そんなことを言われたと思います。	

看護師	そうですね。Cさんの病気は原因もはっきりわからず、**残念ながら今の医学では完治は難しいと言われています**。また、**進行していく病気**ですので、症状の変化に気をつけながら生活の中でもいろいろと注意をしていただくことがあります。そのことについてご説明させていただきますね。	病態に関して、シビアな内容ではあるが一度は伝えられている情報であり、再度認識を促し今後について考えてもらうための情報提供。

Cさん	そうなのですね。今ではすっかり元気になったので、あまり深刻に考えていなかったのですが、やはり注意しないといけないのですか。なんだか怖いなあ。	

妻	お父さん、次にこんなことになったら体力がもたないから、無理したらダメな身体なんですよ。スーパーのことも考えていかないとね。	

看護師	そうですね。スーパーのお仕事はかなり重労働とおうかがいします。荷物もたくさん持ちますし、クーラーや冷蔵庫のせいで寒暖の差も激しいのですよね。あまりこの病気には寒暖の差が激しいのは良くないことなので、注意してもらわなければなりませんね。でも、スーパー経営は**Cさんにとってとても大切であることも理解できます**。これからの暮らし方について、**ご家族も交えて相談していければ**と思います。	仕事は本人の生きがいであることへの理解を示しつつ、今後は働き方についても早急に家族含めて考えていく必要があることを伝える。

Cさん	確かに、スーパーは寒かったり暑かったり、場所によっていろいろあるから、身体にはこたえますね。風邪ひいたら良くないと聞いているので、服装などに注意します。	
看護師	そうですね。服装に注意していただくのはとても大切なことだと思います。	

▶ 今後の暮らしや生活上の留意点についての本人・妻の思いの表出を促す

発言者	ACP ディスカッションのやりとり	ポイント
看護師	Cさんには、これから「風邪をひかない」ために、これまで以上に健康に気をつける生活を送っていただきたいです。タバコをやめていただくのはもちろんですが、お薬を忘れずに飲む、頻繁に手洗いやうがいをする、寒暖の差を避ける、少しでも息苦しさが出てきたらすぐに受診する、などが基本となります。**将来的にご自身の力だけでは酸素が足りなくなって、酸素ボンベを携帯していただくようになることも考えられ**ます。その際には火に近づいたりするのは危険ですので、これまでのような生活ができなくなる可能性もあります。	今後の日常生活上の留意点の情報提供と、症状の進行と治療、予後についての知識提供。 在宅酸素療法の可能性について示唆。
Cさん	そんなに驚かさないでくださいよ。こんなに元気になったのに、酸素ボンベを引きずって歩くなんて想像もできないですよ。火があるところが駄目ってことは、スーパーの厨房なんか入れなくなるってことですか？	
看護師	そうですね。揚げ物などを揚げておられるところなどは危険ですね。タバコはやめられそうですか？	在宅酸素療法使用時の生活のイメージ化を促す。
Cさん	それは、もうそろそろやめなきゃなと思っていたので大丈夫だと思います。ただ、スーパーで働くには寒暖の差を避けるのがなかなか大変そうだなあ。	
妻	もうそろそろ、年も年だし従業員に任せて自分は経理だけの担当にすればいいんじゃないの？	

Cさん	そうでなくても人手不足だし、なかなか…。でも、酸素ボンベなんかが必要になったらそれどころではないな。お客さんに恥ずかしくて出歩けやしない。	
看護師	酸素ボンベにはやはり抵抗がおありなのですね。**何か理由がありますか？　どんな点に抵抗感がありますか？** この病気はできるだけ、症状が悪化する「急性増悪」という状況にならないようにコントロールすることがとても重要です。これまでの生活を長く続けるためには、健康管理がとても重要になります。お仕事はやはり減らしていただくことが必要だと思います。	酸素ボンベへ抵抗感がある理由について確認する。 在宅酸素療法が必要になる可能性についての改めての示唆と思いの確認。
Cさん	ボンベを引いている人を時々見ますが、気の毒で仕方がないし、自分もそういう目で見られるのはね…。スーパーのお客さんもびっくりするでしょう。 でも、仕事を減らすのは考えます。身体が資本ですしねえ。また苦しくなるのも怖いしなあ。	
看護師	とても苦しくて怖かったですよね。そんな状況にならないためにも、**これからの暮らし方について考えていくことが必要**だと思います。Cさんは経営者という立場ですので、ご自身の病状の進行のことを考えて、**今後についてご家族含め相談**していただくことが必要かと思います。次にいつ入院が必要な状態になるかもわかりませんが、Cさんは在宅医療についてはご存知ですか？	急性増悪の認識確認とこれからの暮らし方についての願いの確認を進める。
Cさん	まさか自分がこんな病気になって、治療が必要な身体になるとは思ってもなかったので、考えたこともなかった。在宅って、家で治療が受けられるのですか？	
看護師	どうしても家で過ごしたいという方もおられますので、在宅医療・介護ということも準備をすれば可能になります。介護保険料はCさんも支払われていて、介護保険の第1号被保険者ですから、介護認定を申請されて認定を受けられたら介護保険サービスも利用することができます。	介護保険制度についての知識の確認と情報提供。

妻	介護保険なんて人ごとと思っていましたけど、そうなんですね。なんだか少し安心しました。お父さんは代々続くこの家とスーパーが何よりもの誇りで頑張ってきたので、それはきっとできるだけ家で過ごしたいでしょう。	
Cさん	そりゃあ、家がいいに決まってる。どうも病院は落ち着かない。助けられておいて、失礼とは思いますが（笑）。	
看護師	そうですよね。大事な家とお仕事場ですから、できるだけそちらで過ごされたいですよね。ただ、在宅医療・介護を受けるためにはいろいろと準備をしていく必要があるので、そのことについてはソーシャルワーカーとも相談いただく必要があります。**娘さんはいろいろとCさんのご病気のこととか調べておられて、詳しくなられているかもしれませんし、娘さんも交えて今後の暮らし方やスーパー経営についてもご相談いただけるといいかと思います。**	在宅医療・介護への願いがあることも受け止めたうえで、そのために準備をはじめる必要性について伝える。 娘も大事なキーパーソンと考え、一緒に話し合うことを促す。
Cさん	なんやら大ごとに考え過ぎの気もしますが、看護師さんがおっしゃるなら、少し家族でこれからのことも考えてみるようにしますわ。	
妻	お父さんは働き過ぎですよ。ちょうどいいタイミングなんだと思います。よろしくお願いします。 ソーシャルワーカーさんのお話も一度うかがっておきたいと思います。	

🖊 カルテや支援記録への記載内容

> ▶ **説明内容**
>
> 　疾患名と予測される経過（在宅酸素療法が必要になる可能性）について示唆したうえで、これからの暮らしへの願いと生活上の留意点について説明した（禁煙、風邪予防、寒暖差を避ける生活、内服薬の定期的な服用、体調変化時の受診について）。
>
> 　また、事業経営者ということもあり、今後の経営についても急変に備えて考えておく必要があること、在宅医療・介護保険サービス利用の願いについても考え、準備をはじめることを促した。
>
> ▶ **現時点での本人の思い**
>
> 　疾患については、難病であることや風邪をひいたら悪化することなどについての理解は一定程度得られている。しかし、予後不良であること、在宅酸素療法が必要になるなどのイメージはまだできていなかった様子。在宅酸素療法導入に関しては、抵抗感をもっている。あくまでも在宅での暮らしを望んでいる。
>
> ▶ **現時点での家族の思い**
>
> 　妻自身リウマチを患い介護がままならないことや、今後のスーパー経営についての不安がある。本人が望むように在宅医療・介護への願いはもっている。

- - - - - - - - - - - - - **告知から 2 年後** - - - - - - - - - - - - -

🖊 現在の状態

Cさん　67歳　男性　特発性肺線維症　妻と2人暮らし

　2年前に特発性肺線維症の診断を受けた後、仕事量を減らし生活管理しながら妻と2人暮らしの生活を続けてきた。しかし、季節の変わり目の急な気温低下によって風邪をひき、呼吸困難感が増強して活動量と体重が劇的に減少してきていると、週に1度の訪問を続けてきた訪問看護師から主治医（在宅診療医）へ報告があった。酸素飽和度もルームエアでは90％ギリギリ維持できる状況であり、体動により80％台へ低下することもある。これまで本人は、スーパーの店頭に少しでも立ちたいからと、在宅酸素療法の導入を拒んできていたが、主治医はこれからも在宅での生活を続けるためには、今が在宅酸素療法の導入時期と判断し、本人と家族へ病状と今後の治療方針について確認する時期にきていると考えている。同居するキーパーソンの妻もリウマチで思うように動けない時があり、冬場は特につらく、家事全般がスムーズにできなくなってきている様子。夫の体重減少は自分の食事管理が問題であると思ってふさぎ込んでおり、訪問看護師は最近の妻の様子も気に

なっている。

　現在の呼吸状態悪化に対しての対応として入院治療に切り替えるか否かも含め今後の方向性の相談をするために、急きょ、在宅診療医と訪問看護師、介護支援専門員が訪問した。

病状進行期の ACP

- ACP の段階：第 3 段階（新たな治療導入と今後について早急に検討する時期）
- ACP 実践者： 在宅診療医 ・訪問看護師・介護支援専門員（ケアマネジャー）
- 場面：在宅診療の場にて

ACP ディスカッションを担当する者としての思い

在宅診療医・訪問看護師・介護支援専門員の思い

　前回退院後は当初に説明した通りに生活管理をしながら、仕事もセーブして比較的安定した日々を在宅で過ごしてきたが、風邪をひいたことにより、呼吸困難感が憎悪して急性憎悪の 1 歩手前の状況になっている。体重減少も著明でありこのままの状態では栄養状態悪化によって病状がさらに進行していく可能性があると、在宅診療医や訪問看護師、介護支援専門員といった関係者全員が判断している。本人は自身の仕事のために在宅酸素療法を拒んできていたが、まずは在宅酸素療法を導入しながら全身状態を安定させ、栄養状態の向上に向けて栄養補助食品等を進めていくことが必要と考える。妻の身体状況も悪化している様子なので、妻の負担も軽減できるように在宅医療・介護保険サービス量を増やす方向で調整して、在宅療養環境をさらに整えるために相談を進めていきたいと考える。また、そう遠くない将来には呼吸不全状態に陥る可能性もあることから、人工呼吸器導入の意思も含め本人と妻がどのように認識しているかを確認し、今後の暮らしといざという時の願いについての意思を確認しておきたい。介護支援専門員が口火を切り、在宅診療医が中心となり、訪問看護師がフォローアップする形で ACP を進めていくことにする。

ACP ディスカッションのゴール設定

　①本人に在宅酸素療法導入についての意思決定を促す
　②家族の不安を表出し今後のサポート体制への願いを確認する
　③急性増悪状態になり呼吸不全となった際の本人の医療への願いについて確認する

✎ ACP ディスカッションの実際

▶ 現状の自分の身体状況の認識を確認する

発言者	ACP ディスカッションのやりとり	ポイント
ケアマネ	Cさん、奥さん、こんにちは。急にこのようにたくさんでおしかけてびっくりさせてしまいましたね。ここ最近、ヘルパーさんや訪問看護師さんからも、Cさんの呼吸がつらそうだとうかがっていたので、これからのことについてみんなで相談をさせていただきたいと思ってうかがいました。少しお話よろしいですか？	本人の動揺に共感する。
Cさん	はい。皆さんに心配ばかりかけて…。	
在宅診療医	Cさん、現在かなり呼吸状態が悪く、動くと酸素飽和度がかなり低くなっています。そのため、動く量も減り、食事も思うように食べられていないので、体重がかなり減ってきて体力が落ちています。入院されてもおかしくない状況だと思います。**このままでは体力がもたずに在宅での生活も厳しくなってくるかもしれません。**	現在の身体状況の説明と認識の促し、今後の経過の見通しの説明。
訪問看護師	Cさんだけでなく、ここ最近は奥さんも身体が思うように動かずつらそうに見えます。このままお２人での家での生活は大変ではないかと先生とも話していたところです。お２人はどのように感じておられますか？	妻の心身の状況の確認。
Cさん	十分気をつけていましたが、うっかり風邪をひいてしまったので、正直息がかなりしんどいです。こうなったら、もう酸素ボンベを家でも使うしかないかなと思っていたところです。先生、そうしたら楽になりますよね？	
在宅診療医	そうですね。今回は風邪といってもまだ軽い様子ですので、酸素を１日中吸入していただいて、体力を戻していただければ、呼吸は楽になるかもしれません。とにかく酸素量が80％にまで下がるというのは本当に危険です。早急に在宅酸素療法の手配をはじめましょう。	現在の状態は危険な状況であるということの認識を促す。

Cさん	はい。命あってのことですから。先生、よろしくお願いします。	*ここで在宅酸素導入の手配を開始する。
訪問看護師	呼吸が苦しいと、食事を食べる量も減ってきておられるようです。かなり体重が減ってきたとご自身で感じませんか？	呼吸困難以外に、痩せの進行に対する自分の身体の状況の認識度の確認。
妻	私も最近身体がしんどくて、思うようにお父さんの食べられる食事を作れていないので、そのせいで食事量も減って痩せてきてしまっているのではないかと思うのです。	
在宅診療医	Cさんが痩せてこられているのは、奥さんのせいではないですよ。酸素がうまく身体に取り込めていないので、体力が消耗して食事を食べるのがしんどくなるのと、普通の人よりも呼吸するのに多くの筋肉を使うので、栄養が必要になるからです。効果的に栄養を補給することができる栄養補助食品などもありますので、そのようなものを日常の中に取り入れてみるといいかもしれませんね。	妻の罪悪感と負担感を取り除くためにも、痩せの理由について明確に示す。
訪問看護師	奥さんも身体がしんどい中、Cさんを十分に支えてこられたと思います。でも、**そろそろもう少し介護保険サービスを利**用されたほうが奥さんの負担も減り、お2人での家での暮らしも安心できるのではないかと思いますが、どう思われますか？	2人のこれまでの生活を肯定しつつも、介護保険サービスなどの支援を増やすことの必要性を説明したうえで、本人と妻の思いを確認する。
Cさん	これまで、あまりよそ様の世話になるのは避けてきたのですが、確かに妻の身体の具合もよくなく、自分自身もこんなに弱ってきてしまったので、世話になろうかと思ってきました。	
妻	私の身体がこんなだから、本当に情けない…。	

在宅 診療医	他人にご自宅に入ってこられるのは抵抗感があるということでしょうか？ 奥さんのご病気も、薬でコントロールしたとしても、季節によってはつらい時もありますから、身体が思うように動かないのは仕方のないことです。

訪問 看護師	奥さんは本当によく気をつけていらっしゃいますよ。Ｃさんが風邪をひかないようにいろいろ気を配られたり、スーパーのことも、Ｃさんができなくなったことを代わりにされたり、本当に家事だけでも大変なのに、頑張られていたと思います。ただ、お２人の体力のことを考えると、**このままではご自宅で生活を続けるのは大変ではないかと感じていました**。食事のことなどヘルパーさんに手伝ってもらったりするのはどう思われますか？

Ｃさん	妻にばかり負担をかけられませんから、介護保険のサービスもできるだけ利用させてもらうように考えようと思います。それでいいよな？

妻	なんだか申し訳ないような思いもありますが、少しでもお父さんが元気になるのであれば、どんな方法でも試してみたいと思います。 栄養のつく食品？　もいろいろ教えてください。試してみたいです。

訪問 看護師	奥さんも、少し身体の負担が少なくなって休める時間ができると、身体の調子も戻ってくるかもしれません。栄養補助食品もいろいろありますので、お口に合いそうなものを探していきましょう。

ケアマネ	では、在宅酸素療法を開始すると同時に、ヘルパーの利用を検討して生活環境を整えるように準備していきましょうか。Ｃさんも奥さんもその方向でよろしいですか？

Cさん	はい。お願いします。	
看護師	では在宅酸素の様子をみに、また来週3人でうかがうようにしますね。	

──────── 1週間後 ────────

＊在宅酸素療法が導入され、少し呼吸状態が落ち着いてきたタイミングで話を進める。

▶ **今後さらに症状が進行した際の医療への願いについて確認する**

発言者	ACP ディスカッションのやりとり	ポイント
ケアマネ	Cさんこんにちは。在宅酸素の扱いにも慣れてこられましたね。今回はまたみんなで、これからのことについて相談していきたい思います。	
在宅診療医	Cさん、落ちついておられるようで安心しました。在宅酸素を使って呼吸困難感は緩和されますが、**残念ながら根本的に良くなるといった治療法ではなく**、今後も少しずつ病状は進行していきます。**お聞きになっていると思いますが**、Cさんの病気は進行していくもので、**年数を重ねると**自分自身での呼吸は大変になってきます。	症状は進行を続けることへの認識を確認しつつ、今後の経過について改めて理解を促し、意思決定への支援を進める。
Cさん	まだまだ大丈夫とは思っていましたが、やはり風邪をひくとだめですね。これからはスーパーの仕事もなんとか従業員に支えてもらって、自分は治療に専念して体力を戻していこうと思います。	
妻	お父さんは少し元気になったと思ったら、スーパーの仕事を張り切るから、本当に心配です。	

ケアマネ	Cさんにとって、スーパーのことを考えたり、店頭に立たれたりするということは**大切な生きがいであり、なくてはならないものなのですよね。**全く何もかかわらなくなるということは、Cさんの生活の張りもなくなってしまうでしょうし、つらいことだと思います。身体に負担がかからない程度に、スーパーのお仕事にかかわれることがあればいいですね。	本人にとって仕事は生きる気力につながる大事な要素であるという事実の確認と、できるだけ気力をもち続けられるように考えてほしいことを伝える声かけにより、前向きな思いをもてるように心がける。
Cさん	経理などはまだ自分がやらなくてはなりませんしね。付き合いの長い取引先とのやりとりも、やはり自分でないとうまくいかないこともありましてね。 （少し表情が和らぐ）	
訪問看護師	お身体がしんどい中でもCさんはご自身の役割をこなされていて、素晴らしいですね。	
在宅診療医	本当にすごいことだと思います。これまで維持されてきたのはCさんの手腕が大きいのでしょうね。お仕事は、身体が許す限り、無理せず続けていただければと思います。でも、**もしも**今後さらに呼吸が苦しくなって、呼吸不全という状態になった時に、どのような選択をされるかということについても**考えておくべき時期**にきているのも現実です。	「もしも」という言葉を使うことで侵襲を和らげつつも、呼吸不全状態になった時のことを考えておくべきタイミングにきているという事実について伝える。
Cさん	そうですか…これまで何とか酸素もなくこられたので、「自分はこのまま大丈夫じゃないか？」と思っていました。でも、酸素を吸ったらずいぶんと楽になってきた気がします。先生のおっしゃるように考えるといっても実際に何を考えておけばいいのでしょう？	
在宅診療医	まず、呼吸不全とは、ご自身で息を吸って、吐いてということが難しい状況になることです。**その時に、**人工呼吸器という機械で強制的に呼吸管理をすることを**望まれるかどうか、**ということについて**考えておいていただきたいのです。いざ、**その状態になった時に「どうするか？」の選択をするのは、多くの方の場合、考える余裕もなく難しいのです。	「その時」「いざ」という言葉を用いながら、将来的に選択が必要な事柄について明確に提示する。

Cさん	また機械ですか…もう正直機械に頼るのは嫌だなという気がしています。でも、人工呼吸器というものを見たこともないので、怖いというイメージしかなくて、「どうするか？」と言われてもなかなか答えられませんね…。	
妻	そんな機械を家で使えるのですか？　何だか怖い気がします。	
訪問看護師	「機械に頼るのは嫌だ」という思いは、**何か理由がありますか？**　酸素ボンベの時と同じ思いでしょうか？　今はコンパクトで、つけたまま車いすで外出される方もおられます。よろしかったら現物を持ってきてみましょうか？	本人の思いの根拠を探る。
Cさん	今はまだ酸素を使いはじめたばかりで、この機械に慣れるので精一杯なので、**まだちょっとそこまでは…**。また落ち着いたら考えます。	
在宅診療医	わかりました。確かに在宅酸素療法を開始したばかりですし、いろいろと話を進めても、イメージもできなければ判断もできませんよね。**また頃合いをみてご相談しましょう。**	本人が呼吸器など先の話には拒否感を覚えているので、一旦この場は終了する。
Cさん	そうしてもらえれば。いろいろと考えてくださってありがとうございます。	

カルテや支援記録への記載内容

▶ **説明内容**

　酸素飽和度の低下が著しくなってきており、在宅酸素療法を導入する時期であることを説明し、導入の意思決定を促した。その結果、在宅酸素療法については受け入れて在宅酸素療法を開始した。急激な痩せについては、呼吸困難感の増強による体力消耗によるものとして説明し、栄養補助食品についても情報提供を行った。

▶ **現時点での本人の思い**

　今の自分の呼吸状態では、在宅酸素療法を受け入れるのは仕方のないことだと判断して受け入れた。できるだけスーパーの仕事はこのまま継続していきたいと思っている。それが生きがいにもなっている。

　今後、呼吸不全になった時の人工呼吸器使用をどうするかについては、まだ考えたくないと思っている。

▶ **現時点での家族の思い**

　自分のせいで夫が痩せてきたと思っていた。今日の話で少し理解ができた。

　在宅酸素療法が開始になり夫の呼吸が少しでも楽になればいいと思っている。人工呼吸器については、まだイメージがわかないので考えられない。

・・・・・・・・・・ 診断・告知から4年後 ・・・・・・・・・・

現在の状態

Cさん　69歳　男性　特発性肺線維症　妻と2人暮らし

　2年前に在宅酸素療法を導入して在宅診療、訪問看護、訪問介護等の介護サービスを利用しながら在宅生活を続けてきたが、特に気温が下がると風邪などの上気道感染から呼吸状態が悪化して緊急入院することも増えてきた。

　今回も風邪による発熱と呼吸状態の悪化により救急入院となった。入院時は酸素4Lで酸素飽和度が80%程度。心エコーでも肺高血圧症と右心不全が認められている。モニタリングの結果、労作時は酸素6Lへ増量となり、リザーバー付き鼻カニューラを提案するが、日常生活への不都合感から在宅では鼻カニューラ使用がいいと言われる。今回は何とか呼吸状態が落ち着きつつあり、在宅退院ができそうな状況にまで改善された。

　4年前にはじめて診断を受けた病院にて、「5年生存率が30〜50%程度である」ということは伝えられており、本人は「ここ1年で急激に病状が悪くなっている気がする」と言っているが、どの程度現状を受け止めているのかわからない。従業員3名のことも考えると

まだまだスーパーの経営も心配で、経理面だけでも仕事を続けたいとの希望があり、仕事量を減らしつつ在宅生活を続けてきた。しかし、徐々にトイレへ行くのもしんどくなってきていた様子で、酸素量を増やしても呼吸困難が改善しないことに不安を覚えている様子。終始表情が硬く「早く退院したい」ということ以外、多くは語らない。

✎ EOL 期の ACP

● ACP の段階：第 3 段階（EOL ケアの対応と場所を検討する時期）
● ACP 実践者： 医師 ・看護師・MSW
● 場面：病棟にて

✎ ACP ディスカッションを担当する者としての思い

医師・看護師・MSW の思い

　4 年前の診断時から症状はかなり進行している。呼吸状態の悪化とともにるい痩も進み、体力低下が著明である。今回は何とか在宅退院が可能な状態に改善させることができたが、次の急性増悪時には人工呼吸器導入や緩和ケアの導入なども視野に入れなければならない状況にきていると判断している。本人が今の自身の身体状況をどのように認識しているかということと、どのような最期をどこで迎えたいと思っているのか、残りの人生の暮らし方にどのような願いがあるのか確認して、意思決定を促す必要があると考えている。本日は、症状が落ち着いてきて退院を見据えて病状説明と今後の方向性について話すことにする。主治医が病状について説明・確認し、侵襲的な話の内容にもなるため、看護師が本人と妻の精神的フォローアップをしつつ、MSW が今後の準備についての話を進めるという役割分担を事前に相談してから ACP をはじめることにした。

✎ ACP ディスカッションのゴール設定

　①本人・妻が現状の病状をどのように受け止めているのか認識の確認
　②いざという時の対応、人工呼吸器の導入や緩和ケアの受け入れなどについて意思決定を促す
　③最期の時間をどのように・どこで過ごしたいかについての思考を促す

▶ 本人と妻の病態認識と今後についての願いを確認する

発言者	ACP ディスカッションのやりとり	ポイント
医師	Cさん、ここまで回復されてホッとしましたが、今回はかなりしんどかったのではないですか？　前回の入院時と比べても随分と痩せておられますし。	現状について本人の認識を確認するために、問いかける。
Cさん	はい…本当に、今回はいくら息を吸っても空気が入ってくる感じがしなくて、もうダメかと思いました。おかげさまで今はずいぶんと楽になりましたが…。	呼吸状態は改善してきているが、表情が暗い。
医師	Cさんは、お薬への反応がいいほうですし、まだ60代と若く、体力はもともとあるほうですしね。なんとか回復に向かわれて本当に良かったです。 とはいえ、**今回はもうダメかというお気持ちにもなられたのですね。どんなところが今までと違いましたか？**	本人の「ダメかと思った」という表出を逃さずに、「なぜこれまでと違ってそう感じたのか？」について問いかける。
Cさん	本当に空気が入ってこなくて、水の中で溺れている感じに思えました。どんな体勢をとってもどうにもならなくて。風邪をこじらせると本当に命取りということを痛感します。	
看護師	**大変な思いをされたのですね。**今回は本当によくもちこたえられたと思います。奥さんも驚かれたのではないですか？	本人・妻の思いに共感する。
妻	今回は、本当にみるみる顔色が悪くなって意識も朦朧としてきていたので、ダメかと思いました。ここまで回復してくれて感謝しかありません。	
看護師	本当に、驚かれたことと思います。Cさんも緊急入院してこられた時の数日のことはあまり覚えておられないのではないですか？	今回の経験のリフレクションを促す。
Cさん	そうですね。気がついたら病院のベッドで寝ていました。	

医師	今回、いろいろ検査した結果、心臓にも負担がかかってきています。トイレへは頑張って移動されているようですが、心拍数が上がり呼吸もしんどくなるのではないでしょうか？	
Cさん	はい…。正直トイレへ行くのも息が上がってしまい、一苦労になっていました。スーパーも気になるのですが、家の隣のスーパーにまで行けるような体調の良い日が減ってきています。	
医師	そうですか。リザーバーマスクはやはり受け入れられないとのことですよね。でも**残念ながら、これ以上酸素量を増やしたとしても、今のCさんの身体の状態では呼吸が楽に感じられるようになることはない**かもしれません。	今後の経過と病態についてイメージできるように説明する。
Cさん	ということは、今がまだ良い状況である、ということですか？	
医師	はい。**残念ながら**Cさんの肺の状態では、これ以上自分の力で呼吸をされていても思うように呼吸が楽な状態になるのは難しいと思います。	「残念ながら」という言葉を用いつつ、今後の見通しの事実を伝え、客観的な事実の認識を促す。
妻	それじゃあ、このまましんどい状況と付き合っていくしかないということですか？	
医師	私の見解では現在効果があるとされる治療方法だと、今の状態までしか改善は難しいと思っています。もしもCさんが別の先生の意見も聞きたいとおっしゃるのであれば、紹介状をお書きしますので、遠慮なくおっしゃってください。	現状の治療の限界と、セカンドオピニオンについての示唆を伝える。
Cさん	いえ。先生には何度も助けていただいていますし、紹介いただいた在宅診療の先生も含めて、とても信頼していますので、他の先生にということは考えていません。ただ、もうこれ以上治療がないということは正直ショックですね…。	

医師	Cさんの病気は難病指定されているように、原因がはっきりしないこともあって、効果のある治療法が確立されていないのです。**残念ながら進行していく病気**ということもあって、これまでのような生活を送れるようにはならないのが事実です。	難病であり、完治は難しいことを改めて示唆し、今後のことについて考えはじめるための意識づけを行う。

<table>
<tr><td>医師</td><td>Cさんの病気は難病指定されているように、原因がはっきりしないこともあって、効果のある治療法が確立されていないのです。残念ながら進行していく病気ということもあって、これまでのような生活を送れるようにはならないのが事実です。</td><td>難病であり、完治は難しいことを改めて示唆し、今後のことについて考えはじめるための意識づけを行う。</td></tr>
<tr><td>看護師</td><td>Cさんがこの病気の診断を受けられたのは4年前ですよね。その時と比べるとご自身ではどのような変化を感じておられますか？</td><td>これまでの症状の経過を振り返り客観的に考えられるような声かけを行う。</td></tr>
<tr><td>Cさん</td><td>そうですね。診断された頃は、風邪をひいた後に息苦しさが長引くなという感じで、まだ気楽に構えていましたが、酸素ボンベを使うようになってからは、なんだか家の隣のスーパーに行くのもしんどくなって。今は帳簿を見るのが精一杯ですね。なんだか、自分自身が役立たずな人間になってしまったみたいで…情けないです。</td><td></td></tr>
<tr><td>MSW</td><td>今まで普通にできていたことが、難しくなっていくというのはつらいことですね。Cさんはスーパーの経営者ということもあって、本当にこれまでよく頑張ってこられたと思います。当初お伝えしたように、健康管理もしっかりしていただけていたと思います。もっと風邪をひかれて入退院を繰り返される方が多いので、奥様の健康管理等のサポートのおかげもあって、安定した状況が続いていたと思います。</td><td>本人の身体変化への戸惑いと無力感へ共感する。
支えている妻へねぎらいの言葉をかけて、ここまで夫婦で在宅生活を続けられたことの意味・意義を感じてもらう。</td></tr>
<tr><td>Cさん</td><td>本当に、妻はよくやってくれていると思います。自分自身は、スーパーのこともまだ中途半端ですし、もう少し頑張らないと、とは思うのですが…。</td><td></td></tr>
<tr><td>妻</td><td>私がもっと身体を動かせたらいいのですが、調子にも波があるので、お父さんに余計な心配かけることになってしまって…。</td><td></td></tr>
<tr><td>看護師</td><td>ご夫婦で支え合って思いやり合って、素敵なご夫婦ですね。</td><td></td></tr>
</table>

医師	本当に私もそう思います。見習わないといけないなあ。**C さんとしては、やはり 4 年前から比べると、ご自身の病状がかなり進行していると感じていらっしゃるということですね。**そのうえで、このまま、**当初の願い通り在宅での治療・介護を中心として考えていく方針でよろしいですか?**	本人の病状への認識の再確認。 本人の今後への見通し、ケアへの願いの再確認。
C さん	はい。やはり自分の家が一番ですね。いざという時には、スーパーも見に行けますし。在宅診療の先生も看護師さんたちも皆さん本当に親身になってよくやってくださいますし。	
MSW	そうですか。それは良かったです。では退院日までに、関係する担当者皆さんと一緒にこれからのことについて、事前に打ち合わせる会議を行いたいと思います。**娘さんもお越しになられますか?**	多職種での会議を開催することの確認と、参加者の確認。
妻	そうですね。私がこんな状態ですから、娘にもたいそう協力してもらっていますし、娘が一番よくわかっているんじゃないかと思いますので。	
MSW	わかりました。では娘さんの都合のよい日程を何日かお聞きになっていただけますか? そのうえで、C さんの今後の自宅での生活について関係者で話し合いをして準備していきましょう。**C さんと奥様も、それまでにどのような点が不安か、どのようなことを望まれるか考えておいてくださいね。**	次の話し合いまでに検討しておいてもらいたいことについて明確に伝える。
医師	では、在宅退院に向けての準備をはじめていきましょう。それから、もう一点大事なことについて考えていただく必要がありますので、ご相談させていただいてよろしいですか?	
C さん	よろしくお願いします。	

▶ 今後在宅で急性増悪となり、呼吸状態が悪化した場合の対応についての意思決定の促し

発言者	ACP ディスカッションのやりとり	ポイント
医師	先程お話ししましたように、**残念ながら**この病気は完治が難しく、進行する病気です。今回のように急に呼吸状態が悪化した時、Cさんの今の体力では回復力に正直不安があります。Cさんも感じておられるように、呼吸ができず溺れている感じが続くと意識を失う可能性が高いです。 そのような状況になった時に、**どのような対応を望まれるか**ということについて、**もしもの場合のことをそろそろ**話し合っておくほうがいいと思っています。	侵襲的な内容だが、これから直面する状況を想定できるように説明する。「もしもの場合のこと」という言葉を使い、考える気持ちの余裕を与えつつも、今後の対応についての意思決定が必要な時期であることを伝える。
Cさん	そうですか…。やはり、もしもの時のことは考えておかなければなりませんね。私も経営者のはしくれですから、お店のこともありますし。これ以上悪くなった時、どうするかですよね。実際にどのような状況を想定して考えればよいのでしょう？	
医師	そうですね。今回の緊急入院時にCさん自身感じていたように、自分の力だけで、息を吸ったり吐いたりすることが難しい状況になることが想定されます。意識が朦朧として適切な判断ができない可能性がありますので、**今のうちにその時の対応について**考えていただきたいです。	状況をなるべく自分のこととして想定できるように、本人自身の感じた状態をもとにして、起こり得る症状をかみ砕いて説明する。「今のうちに」というキーワードを使う。
Cさん	一般的には、どんな対応をされるのですか？	

| 医師 | 1つの選択肢としては、**以前に在宅診療の先生からも少し説明があったかと思いますが**、人工呼吸器を使って、強制的に呼吸ができるようにサポートするという方法があります。これには、簡易的なマスク型のものと、気管に穴をあけて管を通して装着するものとがあります。気管に穴をあけると言葉を発して会話することが難しくなります。この人工呼吸器を使えば、ある程度呼吸状態は安定します。もう1つは、人工呼吸器などは使わず、緩和ケアといって、呼吸が苦しい思いを和らげるようなお薬を使って、苦痛を緩和するという選択肢です。この方法だと、苦しさは楽になりますが、呼吸状態が良くなるわけではなく、意識が朦朧とした状態になります。残念ながら、このような判断が必要な場合、どちらの選択をされたとしても、残りの時間は数日程度になる可能性が高いです。 | これまでの説明を思い返す問いかけを行い、唐突な話ではないことを伝える。 |

| Cさん | そうなんですね。正直そんなに厳しい状態とは、頭で理解はしていても、心の中では受け入れられていませんでした。 | |

| 医師 | 残念ながら、完治は難しいですし、今後急性増悪という状況になられて呼吸不全を起こされたら、体力的に厳しいと思っています。とはいっても、こればかりは誰にもわからないので、また今回のように戻られる可能性もあります。 | |

| 看護師 | これまで、何度もCさんは復活してこられているので、次も大丈夫という気持ちは当然おもちだと思います。私たちもそうであればいいと思っていますが、**いざという時は誰にでもやってきます**。そしてその時になって慌てて本当のご本人の希望と違った判断にならないように、今こうして相談しながら**余裕をもって考えられるうちに**検討しておいていただきたいと思います。 | 本人の衝撃を受け止めつつ、いざという時は誰にでもやってくる、普遍的なものであるという点についても示唆する。「余裕をもって考えられるうちに」という言葉を使うとよい。 |

| Cさん | よくわかります。いざという時は、本当にいつやってくるかわかりませんからね。何度も命を助けておいてもらいながら、あまり考えないようにしてきたから、本当にそろそろ考えなければいけないということがよくわかりました。 | |

妻	なんだか、お父さんが死んでしまうみたいな話ですけれど、でもやはりこの病気は完全に治らないし、進行するということは、そろそろそんな時期にさしかかっているということなんですね…。どうしましょう…。	
医師	決して、**今すぐ、ということではありません**が、次に今回のような症状悪化が起こったら、判断が必要になるかもしれません。 Cさんはあくまでもご自宅で暮らし続けたいというのが**願いとうかがっています**し、そのことについては、在宅診療の先生も含めて、対応方法について担当者間で意思統一しておくほうがいいと思います。	今すぐという意識になると、正常な判断が難しくなる場合があるので、「次に」や「今後」、という言葉を使う。 「ご本人の願いは○○と聞いている」と再度確認する。
MSW	そうですね。やはり、今から備えておくということが重要ですので、**今度担当者で集まってお話しする時までに、ご家族でもゆっくりと話し合っておいていただける**といいと思います。**決してその時に最終の決定をしなければならないというものではありません**が、今のお気持ちをお話しいただければと思います。	次までに家族と話し合っておくことをすすめる。 最終決定である必要はなく、話し合いの中で、本人の思いを出していただくことが重要であるというメッセージを伝える。
Cさん	わかりました。私はあくまでも家で最期まで過ごしたいと思っていますし、できるだけ苦しいのは避けたい。でも、妻や娘の思いもあるでしょうし、一度ちゃんと話してみるようにします。	

✎ カルテや支援記録への記載内容

> ▶ **説明内容**

　現在の病状は、かなり進行している状況であり、次に急性増悪が起こった場合には、今回のように退院できるようなレベルにまで回復するとは限らないということを説明した。そのことを想定したうえで、今後も在宅での暮らしを続けたいかの確認をし、呼吸不全となった場合の人工呼吸器の導入か、緩和ケアか、在宅で最期まで過ごすかという点について家族で考えてもらうように説明した。退院前に担当者会議を行い、その際に思いを伝えてもらうよう、家族で相談することをお願いした。

> ▶ **現時点での本人の思い**

　病状の進行が進んでいるという事実を改めて伝えたことにより、動揺している面もみえたが、スーパー経営のことについても、今まだ少しでも動けるうちに何とか片をつけなければという思いにもなっている。できるだけ在宅で暮らし続けたいという願いは変わりなく、人工呼吸器をどうするかについては、今後家族との話し合いで意思決定していくであろう。

> ▶ **現時点での家族の思い**

　妻は、病状悪化と今後完治しないという事実を受け止めようとしている。不安が強いが夫の願いを優先させようと頑張ってふるまっている。娘は本日同席しなかったので、今度の退院前カンファレンスには同席いただき、考えをうかがうこととなった。

4 | 神経難病（ALS）

ALS 患者への ACP 実施上の留意点

神経難病は進行性の疾患であり、診断直後から症状が進行する経過の中で、いわゆる「悪い知らせ」を幾度となく繰り返し伝えなくてはならない場面が多い。

治癒が望めない神経難病の診断病名を告知し、症状悪化の現状や見通しを伝えることは、医療介護スタッフ側にとっても大変な精神的負担がかかることになる。しかし、患者にとって最善の人生最期の時間を過ごせるように、先を見通しながら病名や治療法、その副作用や代替治療、もしも治療を行わなかった場合のことやその後の生活、QOL について、患者・家族へわかりやすく説明し、どのような方法でアプローチしていくかについて治療法・ケア方法の選択を促し合意を得ることが必要である。その際には、「SPIKES*」に示されている 6 つのポイントに留意しながら ACP ディスカッションを進めたい。

ここでは、ALS（筋萎縮性側索硬化症）を発症後に想定される症状進行の段階に沿った 3 時点（告知後初期の時期・症状が進行し新たな治療選択の時期・人生の最終段階の意思決定を行う時期）における ACP ディスカッションの実際を示していく。

事例紹介

D さん　62 歳　女性　ALS　夫と 2 人暮らし

高校教師だった D さんは、退職後もボランティア活動などに参加して忙しい日々を送っていた。半年前から何もない所でつまずいたり、重たい買い物袋が持てなくなったりと、身体の不調を感じて受診し、精密検査を受けた。精密検査の結果、ALS と判明し、本人とともに夫も同席のうえ、診断名が告知された。診断名の告知時、D さんは自身の身体の状態から、事前にインターネットを使っていろいろと情報を収集し、ALS ではないかとある程度想定していたとの発言があった。D さんはある程度覚悟をして聞いている様子であったが、夫は診断名を聞いて強く動揺した様子で、セカンドオピニオンを依頼したいと何度も主治医に伝えていた。D さんは今のところまだ自力歩行は可能で、疲れやすいが家事もゆっくりであればこなせる状況とのことである。リハビリテーションやリルゾールの内服開始については、夫婦で一度考えて次回受診時に改めて相談のうえ決定することとなった。

＊ SPIKES[1]

　　主に「悪い知らせ（Bad News）」を患者に伝える際に用いるコミュニケーションスキルの留意点として、"Setting、Perception、Invitation、Knowledge、Empathy、Strategy & Summary" の 6 つの項目の頭文字をつなげたものである。もともとは腫瘍医療の領域で開発され、主に医療現場で用いられているコミュニケーション技法の 1 つであるが、この点に留意すれば悪い知らせであっても情報を正しく伝えることができるとされている。

🖊 告知後初期の時期の ACP

- ACP の段階：第 2 段階（診断初期の治療方針の検討時期）
- 生活状況：夫と 2 人暮らし（娘夫婦が近所）　● 重症度：ALS 重症度分類 2 度
- ACP 実践者：医師 ・看護師　● 場面：外来通院の場にて

🖊 ACP ディスカッションを担当する者としての思い

医師・看護師の思い

　本日は、告知後はじめての受診である。前回受診時は病名告知と経過等の説明で時間を要し、特に夫の精神的悲嘆が強く今後についての話はあまりできなかったので、本日は本人と夫の疾患の捉え方、今後の暮らし方などについての願いを聞きながら話をする予定である。

　特に、コミュニケーション障害、嚥下障害、呼吸機能障害が起こってくるという重要な3点の障害進行の問題を診断初期の段階で明確に説明し、それらを想定したうえでのライフプランを考えてもらえるようにしなければならないと考えている。

🖊 ACP ディスカッションのゴール設定

①告知後の身体変化と本人の身体状況への認識と心理的変化を確認する

②夫の気持ちと認識を確認する

③本人が感じている不安や危機感について確認する

④本人の今後の暮らし方の願いを明確にし、それに向けた支援について検討する

🖊 ACP ディスカッションの実際

▶ 本人・夫の病状認識と心理的変化の確認

発言者	ACP ディスカッションのやりとり	ポイント
医師	こんにちは。前回お話しした時から今日までの間で何か**身体の変化**はありますか？	本人の病状認識を確認する。
D さん	はい。足がつっぱるようになってきて、歩きにくくなってきた感じがします。手の力も弱ってきている気がして、食器を洗っていると落としてしまうことも多くなりました。 ある程度情報を得ていますが、これからのことについて、いろいろご相談したいと思っています。	いろいろと自分で情報を得ていることがうかがえ、病状進行について明確に知りたいという意思が感じられる。

医師	そうですか。少しずつご自身でも症状が進んできていると感じておられるのですね。 では今日は、**これから予測される症状の進行を想定したうえで**、Dさんの暮らし方への願いについておうかがいしながら治療やケアについて一緒に考えていきたいと思っています。	本人の病状認識と受け止め方を確認。今後の暮らし方・治療とケアについて願いに基づいてともに考えていくことを伝える。
	1時間ほどの時間を確保していますし、看護師さんにも同席してもらっているので、いろいろと相談していきたいと思います。	本日のこの場はゆとりをもって話し合える場であることを伝える。 （支持的な場の設定）
夫	あれからインターネットでALSについて調べてみました。どんどん進行していく病気で治療法はまだないという残酷な病気なのですね。これからどうなっていくのか……。あんなに元気だったのに、まだ信じられません。	

▶ **今後の症状進行に伴う治療・ケア方針を伝え、本人・家族の思いの表出を促す**

発言者	ACPディスカッションのやりとり	ポイント
医師	そうですよね。「なぜDさんなのか？」と本当に信じられない気持ちだと思います。これから、**ご主人さんのお力が**Dさんの暮らしには何より重要になってきます。一緒にこれからのことについて考えていきましょう。 まず、治療としては、「リルゾール」という薬を診断初期から飲んでいただくことが一般的です。**残念ながらこの薬は病気の進行を抑える作用はありますが、症状を改善したり、回復させたりする効果はありません。**症状が軽い段階に服用する薬ですので、Dさんは今が服薬開始の時期といえます。	夫の不安な思いを受け止めつつ、支援者として重要な役割を担っていることを伝える。 服用する薬の使用について、治療という言葉を使うものの、症状が回復し治癒するものではないことを伝える。「残念ながら」という言葉を使い、回復のための治療法はなく、対症療法で様子をみていくことを明確に伝える。

Dさん	治らない病気だということは、前回診断された後もいろいろ調べて**覚悟ができました。**でも、どれくらいで寝たきりになって、ご飯が食べられなくなってしまうのか、呼吸ができなくなるのか、見通しがつかないので不安です。	本人の不安と覚悟の両方の思いが表出されている。
看護師	そうですね。どのくらいの期間で、ということは個人差があり明確ではないことが、本当にとてもご不安だと思います。	本人の不安の要因を受け止め共感的立場をとる。
夫	本当に、「いつどうなってしまうのか？」と、夜寝ている間も、妻が息をしているかどうかなど、心配になってきました。	家族の不安。
看護師	ご主人さんの不安なお気持ちとてもわかります。進行度合いがわからないので、日々の少しの変化を見逃さないことが必要になります。	夫の不安を受け止め、共感するとともに、どのような注意をしていく必要があるかを伝える。
医師	前回もお話ししましたが、この病気は、症状の進行とともに言葉が話しにくくなり、食物の飲み込む力も弱くなっていきます。そして少しずつ呼吸する筋力も低下していくので、呼吸が苦しくなる時期がきます。**呼吸が苦しくなると、自分の力だけでは難しいので、人工呼吸器が必要になってきます。**	本人と夫の大きな不安要素は、疾患が治癒するか否かではなく、今後の経過への予測にあると判断したので、今後を予測しやすいように、悪い知らせも含め詳細に情報を提供する。
Dさん	先生、その人工呼吸器だけは、私はつけたくないと思っています。この考えは、この病気になる前から、どんな状況になっても、それだけは嫌だと夫とも話していたので。	
夫	その話は、こんな病気になる前のことだから。また状況は変わってきているから、そうとも言いきれないんじゃないか？孫の顔だってみたいだろう？	夫は本人の発言に驚いた様子。
看護師	Dさんは、**なぜ人工呼吸器はつけたくないと以前から**お考えになられていたのですか？	本人の思いを今一度内省してもらうよう、声かけする。

Dさん	そうですね……。機械につながれて生きていくことに抵抗を感じるからです。それに、なんだか恐ろしいです。意識があるのかないのかわからない状態で機械につながれて生きても……。だから私は、呼吸器は嫌なんです。	
医師	今のDさんのお気持ちはよくわかりました。今すぐに、人工呼吸器が必要になるわけではないので、**今後、ご夫婦と娘さんも含めてじっくり話し合っていただきたいと思います。** 人の気持ちは、状況によって変わるものです。今すぐ決めてしまわず、これからDさんにとっての最善の方法を考えていきましょう。人工呼吸器については、良い面・悪い面などすべての情報をお知らせしますのでその情報も含めて考えてみましょう。	夫婦間での考え方の齟齬が生じてきているので、今すぐの判断ではなく、今後考えていく必要があるということを強調して伝えておく。
	中略	
医師	では、ここからは本日からの治療についてのご相談です。先程お話しした薬は、ALS患者さんの生存期間や人工呼吸器装着までの期間を約3か月間延長させる効果が認められています。症状の軽い今のうちから飲みはじめるのがいいと思います。副作用の報告はさほどありませんので、開始するということでよろしいですか？	改めて、今後の治療方針について確認する。
Dさん	はい。少しでも効果があるのであれば試してみたいです。娘も結婚したところで、いつ孫ができるかわかりませんからね。**せめて孫の顔は見たい**と思って、これから励みに頑張って生きていこうと思います。	本人のこれからの生活上の願い。
看護師	そうですね。娘さんもお母様がいてくださると本当に安心だと思います。**娘さんはお近くにお住まいですか？** 今後サポートが必要になったらDさんのお宅にすぐに来ていただける距離でしょうか？	家族の支援力の確認。
Dさん	はい。徒歩10分程度です。娘は仕事をしているので、私が孫の面倒をみるために近くに家を構えたのに。私が世話になるなんて……。	

| 看護師 | そうでしたか。でも、娘さんご夫婦もご近所にいらっしゃるのは、お互いに心強いですね。ご主人さんも、お孫さんの面倒をみやすいですしね。 | |

| 医師 | Dさんは、このままずっとご自宅での生活を望まれますか？今は、たとえ寝たきりになったとしても、在宅診療医や看護師のケアが充実しているので、在宅での療養生活も問題なく送ることができます。 | 今後の療養場所についての願いを確認する。 |

| Dさん | はい。家族みんなに迷惑をかけることになりますが、私はできるだけのことを自分でしたいと思っていますし、病院や施設だと気を遣うので、自宅でずっと過ごしたいと思っています。 | |

| 夫 | 私も、これまでずっと共稼ぎで頑張ってきてくれたDのために、Dが望むような生活を少しでも送れるように何でも頑張りたいと思います。非常勤の教職も今年で辞めることにして、夫婦水入らずの生活を送りたいと思っています。 | |

▶ **本日話したことの要約と今後の検討事項について提示**

発言者	ACP ディスカッションのやりとり	ポイント
医師	そうですか。Dさんとご主人さんのお考えはよくわかりました。長時間になってきたのでお疲れでしょう。ありがとうございます。 今日からの治療の話と、今後の予測される症状についてお話しさせていただきました。 **人工呼吸器に関しては、またこれから考えていきましょう。**コミュニケーションの問題や食事が摂れなくなってくることについての対処方法も、**また次回ご相談していければと思います。**ご夫婦でもよく話し合って、娘さんにも入ってもらって相談してみてください。今日は長い時間お疲れ様でした。娘さんが直接私から話を聞きたいとおっしゃられる時は、またお連れください。	心身ともに負担となっていることが予測されるため、ねぎらいの言葉をかける。 本日の相談内容についての要約をし、今後検討していかなければならないことについてもう一度確認しておく。

看護師	今日は**これから予測される症状の進行について**ご説明させていただきました。そのうえで、今のDさんのお気持ちは、ご自宅での生活を続けたいということ、人工呼吸器には不安を感じておられることなどをおうかがいすることができました。現時点でのお考えとして、カルテにも記載しておきますね。一度、娘さんにもお話しいただいて、ご相談いただきたいと思います。 それから、**そろそろ**介護保険サービスの利用を検討されてはどうかなと思います。ご主人さんもお1人では何かと不安でしょうし、訪問看護師さんなどが週2日程度でも来てくれるといろいろ相談できますしね。	本日の話の内容は、外来スタッフにも共有すること、記録に残しておくことを確認しておく。 今後の介護サービス導入についての提案をして、暮らしの安心・安全を守るための環境づくりを進める。
Dさん	そうですね。介護保険についても考えていたところでした。看護師さんが訪問してくださるのは心強いです。また申請手続きなどについて教えてください。	
看護師	わかりました。では、介護保険制度などについて詳しくご説明をさせていただきますので、地域医療連携室へご紹介いたしますね。	関係者へつなぐ。

✒ カルテや支援記録への記載内容

▶ **説明内容**

ALSの告知後はじめての受診であり、本人の疾患への認識などを確認しながら、今後の進行によって予測される症状についての説明（最終的には人工呼吸器が必要になる可能性にも言及）と治療（リルゾールの効果は限定的だが服用のタイミングは今であること）について説明を行った。

▶ **現時点での本人の思い**

インテリジェンスが高く、自身で疾患についてさまざまな情報を得ている。そのうえで、現時点では疾患を受け止めて今後の暮らしについて考えようとしている。在宅療養を望んでおり、人工呼吸器については不安を抱えておりまだ意思決定は難しい。介護保険サービスは受け入れようと考えている。

▶ **現時点での家族の思い**

夫は不安が強い様子だが、本人を支えようとしている。娘が近所にいてサポートも可能な状況である。

🔍 現在の状態

Dさん　64 歳　女性　ALS　夫と 2 人暮らし

　告知を受けてから 2 年が経過した。舌の動きも悪く構音障害がみられるようになり、自発的な発言が減ってきている。上下肢の動きが急激に低下しているのと飲食物を摂るのに時間を要するようになり、痩せてきている。歩行は困難で介護タクシーを利用してリクライニング車いすでの通院であるが、通院後の疲労がかなり強くなってきた。通院は唯一の外出の機会であるということで、リハビリテーションも兼ねて本人の望みで通院しているが、そろそろ通院も体力的に限界だと考えている。日中は自宅ベッドで寝ている状態が多くなってきた。このまま食事が摂れないと体力低下が進むので、胃ろう造設の時期であると考えられる。

🔍 症状が進行し新たな治療選択の時期の ACP

- ● ACP の段階：第 3 段階（症状が進行し、最終段階の治療方針を検討する時期）
- ● 重症度：ALS 重症度分類 4 度
- ● ACP 実践者： 医師（病院） ・看護師
- ● 場面：外来通院の場にて

🔍 ACP ディスカッションを担当する者としての思い

医師・看護師の思い

　発症後 2 年で、上位運動ニューロン障害の進行に加え球麻痺が急速に進行しつつある。誤嚥による肺炎などを併発するとさらなる体力消耗を進めてしまうので、本人の意向を再度確認しながら、栄養管理としての胃ろう造設について意思決定を進めていかなければならない。主治医・看護師と本人・夫との信頼関係は強いと感じており、何でも話し合える関係になっているが、通院も限界の時期がきているので、在宅診療への切り替え、最期を迎える場所についても相談する必要がある時期にきていると考えている。

🔍 ACP ディスカッションのゴール設定

　①本人の病状認識について確認し、今後の療養生活への願い・意思の表出を促す

　②夫の思いの表出を促す

　③胃ろう造設についての説明・提案と検討

　④通院から在宅診療への切り替えについての提案

✏ ACP ディスカッションの実際

▶ 本人・家族の病状変化への認識と今後の方向性に対する思いの確認

発言者	ACP ディスカッションのやりとり	ポイント
医師	こんにちは。今日はお天気になって良かったですね。随分と気温が上がってきて夏も近いですね。Ｄさんはお疲れではないですか？	大事な話をしなければならないと意気込みすぎず、天気の話などで場を和ませておく。
Ｄさん	はい・・・。 久しぶり・・・外の空気は・・・美味しい。	
看護師	今日は特にお天気が良くて梅雨の晴れ間ですね。昨日までの雨が嘘みたいです。Ｄさんは晴れ女なのですね。 ご主人さんも今日の服装はスポーツでもはじめられそうで一段とおしゃれで素敵ですね。	夫へのねぎらいと共感の態度。
夫	いやあ、私もめっきり外出する機会が減りましたので、ここぞとばかりに、ちょっとしゃれ込んでしまいましたわ。ははは。	
医師	本当に素敵です。些細なことでも気分転換できるということは介護を続けられる中で本当に重要なことですからね。 今日は、**これからのことについて、大きく２つ、ご相談しておきたいと思っています。よろしいでしょうか？** しんどくなったら横になって大丈夫ですのでおっしゃってくださいね。 最近、Ｄさんは食事が食べにくくなってきたとお聞きしています。あまりカロリーが摂れていないようで、痩せてこられましたよね。**ご自身では痩せてきたこと、わかりますか？**	安心できる環境を整える。 相談することがあるとの前置きと、断りを伝える。 現在の本人の病状認識について確認する。
Ｄさん	はい・・・食事・・・時間がかかる・・から・・・。	
夫	なるべく柔らかくて、飲み込みやすいように食事も工夫したり、栄養ゼリーを食べさせたりもしているのですが、なかなか……。	

看護師	前回おすすめしたゼリーも試していただいているのですね？ 味はどうですか？　美味しいですか？	
Dさん	甘いのは・・・あまり・・・。	
看護師	そうでしたね。Dさんはお酒がお好きで、おつまみ系のもの がお好きと言われていましたね。 ゼリーは甘いものばかりですものね……。	
医師	ゼリーもあまり進みませんか。でも**このまま栄養が摂れない** **と痩せる一方**で、体力が急激に落ちてしまいます。以前お話 していた、胃ろうを造って栄養を確保するかどうか、**検討** **しなければならない時期**と考えています。Dさんの嚥下機能が かなり落ちているので、誤嚥しないかとリハビリ担当が心配 していました。Dさんは、**以前は**胃ろうについてはあまり拒 否感がないようなことを話しておられましたが、**今のお気持** **ちはどうですか？**	現在の状態では危険 なことを伝えたうえ で、以前に可能性と して話していた胃ろ うについての説明を 行い、本人の意思を 確認する。
Dさん	栄養を入れて・・体力が・・つくと・・もっと話せるように・・ なる？	
医師	**残念ながら**、栄養とDさんの話す力とはあまり関係がない のが**事実**です。話す力が弱ってきているのは、舌が萎縮した り、他の要素が原因となっているので、栄養をつけてもスラ スラ話せるようにはならないと思います。ただ、栄養をつけ れば、感染症などから身体を守る抵抗力が高くなったりする ので、良いことだと思います。	本人の望む「話せる ようになる」を叶え られないことを伝え る。悪い知らせであ るが、判断力はある 状況なので、明確に 今の状況を伝えるこ とで、本人の意思決 定を促す。
Dさん	そう・・最近・・身体が重い・・起きているのがだるい・・ 栄養が足りない？	
医師	それもあると思いますが、**同時に病気が進行して、全身の筋** **肉が萎縮してきているの**も要因だと思いますので、栄養をつ けたからこれまでのように長い時間起きていられるようにな るとは、残念ながら言えません。	現在の病状（だるさ） について本人が知り たいと望んでいると 考え、明確に説明す る。

夫	どちらにしろ、このままでは餓死してしまうんではないかと気が気じゃありません。まだ意識もしっかりしているし、私は栄養を摂れるようにしてほしいです。	
医師	Dさんはどのようにお考えですか？ 胃ろうを造るのは、30分程度の簡単な手術ですみますし、痛みも副作用もほとんどありません。 胃ろうを造ったからといって、口から食べられなくなるわけでもありません。	夫の思いを受け止めた後、本人の思いをしっかり聞く姿勢を示す。
Dさん	私・・呼吸・・器は絶対・・嫌だけど、胃ろうは・・しようと・・思っていたけど・・元気にならない・・・・何・・どうしたら・・よいか・・。	
看護師	胃ろうを造られて、体力がついて起きている時間が増えた方もおられますし、好きなものは口から食べられている方もおられますよ。Dさんは**もう少し起きている時間が長くなればいいと考えておられるのですね。**	意思決定に必要と考えられる付加的な情報を提供する。 本人の生活上の願いを確認する。
Dさん	友達・・が・・会いにきて・・くれた時・・くらい起きて・・迎えたいから・・・。	
看護師	そうですよね。はっきりとは言えないですが、栄養不足が改善されれば、今よりはだるさがましになるかもしれません。	
医師	確かに、今のDさんの状態から考えると、かなり栄養が不足気味なので、少し起き上がれる時間が長くなる可能性はありますね。	状況変化の見積もり・可能性を明確に伝える。
Dさん	なら・・やってみる・・・。	
夫	良かった。そうしよう。孫の顔を見るまでは頑張るって言ってたしな。	

| 医師 | では、Ｄさん、胃ろうを造るということで**お話を進めてよろしいですか？**　詳しくは担当医師から後日ご説明があるかと思います。 |

本人にもう一度今後の方針を問いかける。

| Ｄさん | はい・・・。 |

| 医師 | それから、もう１つ大事なご相談があります。
Ｄさんは、**今後も在宅での生活を続けたいとうかがっています。**このまま**病状が進行すると、通院が大変難しくなる可能性が高いです。**私は病院勤務医ですので、残念ながらＤさんのお宅へ訪問して診察することはできません。そこで、そろそろ、訪問が可能な在宅診療医を主治医にされるほうが、今後のＤさんの望まれる在宅生活を少しでも長く続けるためにはいいと思っています。
私の信頼できる在宅診療医をご紹介することはできますし、Ｄさんがご存知の医師でもいいと思います。これまでの経過はしっかりと連携をとって情報共有します。 |

本人の願いである最期まで在宅療養生活を続けるということの実現に向けて、近い将来起こり得ることの説明と、今の状況であればコミュニケーションがとれる段階であると考え、在宅診療医へ主治医交代の提案。

| Ｄさん | 先生・・は・・家に・・来れない？
無理・・仕方がない・・。 |

| 医師 | 本当に申し訳ございません。私はこの病院の勤務医なので、在宅への訪問は無理なのです。 |

| 夫 | 先生、これまでこんなに丁寧に関わってくださったのに、不安です。看護師さんもいつも気にかけてくださって。看護師さんも無理なの？ |

| 看護師 | はい。今も訪問看護師さんが週２日訪問されていると思いますので、そちらの方がこれからも継続して訪問いただけると思います。 |

| 医師 | そんなことがあってはいけませんが、何かの時にご入院された場合には、私が担当させていただきます。Dさんの今後の生活を考えると、今のうちから在宅診療医を主治医としておかれて、コミュニケーションを密にとっておかれるほうがいいと思います。 |

| Dさん | そう・・そういう時・・・くると思って・・た。 |

| 医師 | では、私が信頼する在宅診療医をご紹介するか、Dさんのお知り合いなどで探されるか、どうされますか？ | あくまでも本人の意思決定なので、どちらにするかたずねる。 |

| Dさん | 先生・・のお知り合いで・・。 |

| 医師 | わかりました。では、早速連絡をとりますね。
では、Dさん、胃ろう造設に関しては少し入院して手術を受けるように準備しましょうか。その間は、私が主治医として担当させていただきます。 |

| 看護師 | 私も、病棟へお見舞いにうかがいますからね。 |

| 夫 | これまで本当に、お世話になりました。感謝してもしきれません。 |

| Dさん | ありが・・とう・・。 |

| 医師 | とんでもないです。Dさんご夫婦の仲の良いご関係を見ていると、とてもうらやましかったです。これから、望まれる在宅での生活が少しでも長く続けられるよう、いろいろな方の力を借りながら、無理せず頑張ってください。 |

| 看護師 | それでは、今日のお話を地域医療連携室の担当者へも伝えて、これからのことについて検討していきましょう。 | 本日の話の内容を関係者間で共有することを伝える。 |

✎ カルテや支援記録への記載内容

▶ 説明内容
嚥下機能が低下してきており、栄養状態が低下してきて体力も落ちているので、胃ろう造設が必要な状況であることを伝えた。また、在宅療養を望んでいるため、今後のことを考えると通院ではなく在宅診療に切り替える時期であり、主治医の交代も検討しなければならないことについて伝えた。

▶ 現時点での本人の思い
食事が摂れなくなって痩せてきていることを自身でも認識している。胃ろうについては、当初から拒否的な認識はなく胃ろうを造設の方向で考えている。主治医の在宅診療医への変更については、通院がきつくなっている時期なので状況的に受け入れた様子であり、今後は在宅診療医へ引き継ぐことになった。

▶ 現時点での家族の思い
本人が痩せてきている状況に不安を感じている。胃ろうを造った場合でも大きな症状の改善にはつながらず、現状を少しでも維持させる時間を増やすことを目的とした治療であることは、認識された模様。

-------- 告知から4年後 --------

✎ 現在の状態

Dさん　66歳　女性　ALS　夫と2人暮らし

告知を受けてから4年が経過した。在宅診療に変更して2年が経過している。最期まで在宅療養を続けたいということで、介護保険サービスを最大限に利用しながら在宅療養生活を続けてきた。胃ろうを造設してから栄養管理も安定し、体力が戻ってきていた。生まれたばかりの孫をお腹に乗せて座るのは、数分なら可能な時もある。しかし発語は難しくなりつつあり、かすかな首ふりの様子でコミュニケーションをとることが多くなっている。夫の介護力が高く、娘のサポートを受けながら穏やかな生活が続いていたが、呼吸筋の障害が進行してきており、呼吸状態が不安定になってきた。呼吸機能の評価としては、非侵襲的陽圧換気療法（NPPV）の適応と判断されるが、2年前の話し合いの時以降もDさん自身の人工呼吸器使用に対する拒否感は強いままである。

✎ 人生の最終段階の意思決定を行う時期のACP
● ACPの段階：第3段階（人工呼吸器導入への明確な意思決定が早急に求められる時期）

- 重症度：ALS 重症度分類 5 度
- ACP 実践者： 訪問看護師 ・介護支援専門員（ケアマネジャー）
- 場面：在宅にて

✎ ACP ディスカッションを担当する者としての思い

訪問看護師・介護支援専門員の思い

　呼吸筋障害が進んできており、いつ何時呼吸不全に陥る可能性も少なくない状況である。夫は人工呼吸器を装着して少しでも生きていてほしいと強く望んでいるが、本人は診断当初から人工呼吸器の装着は望まないままであった。しかし、孫が半年前に生まれてからは表情が和らぐことがあり、人工呼吸器装着拒否に関する意思が明確とは言えない反応もみられるようになったため、もう一度本人の意思確認を早急に行う必要があると考えている。また、在宅で最期の時を迎える方針についても、本人・家族・医療・介護担当者間で意思共有しておく必要があり、いざという時の対応を検討する必要がある。主治医の訪問を前に、在宅療養に切り替えてから信頼関係が強く構築されている訪問看護師と介護支援専門員がまずは NPPV 導入に関する意思表出を促すことにした。

✎ ACP ディスカッションのゴール設定

　①本人の NPPV 導入についての意思決定を促す（医師と話す前の気持ちの整理）
　②夫の NPPV 導入についての思いの表出を促す
　③最期の時を想定した「いざという時」の対応について話し合う

✎ ACP ディスカッションの実際

▶ 本人と夫の病状認識確認と人工呼吸器装着についての意思決定支援

発言者	ACP ディスカッションのやりとり	ポイント
ケアマネ	こんにちは、D さん。今日は花冷えですが、桜が満開でしたよ。D さんにも見ていただこうと思って、写真をいっぱい撮ってきました。花びらももってきてしまいました。 ・・・中略・・・ 今日は D さんの呼吸が苦しそうだと看護師さんから連絡があって、様子を見に来たのですが、**昨日と比べて苦しいと感じますか？**	会話が難しくなっているので、選択しやすく明確に答えやすい問いかけを行う。
D さん	（首を縦にふる）＝「はい」	

100

ケアマネ	そうですか。私も先週おじゃました時と比べて、呼吸が苦しそうだなと思います。いつもと違うと、朝のヘルパーさんも報告してくれました。	
夫	いや、夜も息をしていない時もあるみたいな気がして、気が気じゃなくて私も寝不足です。	
訪問看護師	ご主人さん、それは大変でしたね。お疲れ様です。ご心配ですよね。	夫へのねぎらい。
ケアマネ	Dさん、今日は**これからの生活を考えるうえで、とても大切なことについてDさんの今のお気持ちを聞かせていただきたいと思っています。** 主治医の先生も午後から来られるので、一度その前にDさんのお気持ちを聞いておきたいと。 **ご主人さんにも立ち会ってもらって、お気持ちを聞いていきたいと思います。**	これから、どのようなことを相談していきたいかについて提示する。 夫もともに考えることとの承諾を確認。
Dさん	（首を縦にふる）＝「はい」	
訪問看護師	**これまでも、**Dさんの症状が進んだ場合、呼吸がしんどくなる時がくるとのお話をしてきたと思います。その際には、まずマスクを装着する形の人工呼吸器を装着して呼吸を助ければ、呼吸が楽になるというお話をしてきましたよね。 でも、Dさんはどのような人工呼吸器でも使いたくないとおっしゃってきました。**今でもそのお気持ちは変わらないですか？**	これまでの話し合いと本人のこれまでの意思表示についてのリフレクションと現時点の認識の確認。
Dさん	（首を縦にふる）＝「はい」	
訪問看護師	そうですか。以前にも一度見ていただいたことがありますが、今日はもう一度**実物を持ってきてみました。**このマスクを装着して、機械を動かして強制的に呼吸ができるように空気を送り込みます。	実際に使用する現物を提示しながら、再度説明を行い本人の意思決定を促す。

夫	これなら、喉に穴をあけなくてもいいし、マスクを外せば話せるというやつですよね。	
訪問看護師	そうです。しかし、マスクを外すとまた呼吸が苦しくなってしまいます。	
ケアマネ	Dさんは、**以前の担当者会議でも、どんな人工呼吸器でも使いたくないと明確に意思表示をされていました**し、ケアプランにも書いてあります。その思いは**今も変わりませんか？**	本人のこれまでの意思表示のリフレクションと現状の認識の再確認。
Dさん	（首を縦にふる）＝「はい」	
訪問看護師	そうですか。以前おうかがいした時、機械を使ってまで生きたくないとおっしゃっていましたが、**今はお孫さんとの時間もとても大切な様子に見受けられますし、お気持ちに変化があるのではないかと思い**、こうしてうかがっています。どうしても呼吸器を使いたくないという気持ちは変わりませんか？	過去の意思は変化するものであるということを伝える。 こちらが感じている本人の意識の変化の可能性について伝える。
夫	いや、孫ができてからはなんだか表情も明るくなって、活気も出てきたみたいでね。喜んでいたんですよ。だから呼吸器をつけて少し呼吸が楽になるほうが孫の成長も見られるし、いいと思うんです。呼吸器、つけよう。つけて、しんどかったらまた考えたらいいし。今はちょっとつけたほうがいいよ。	
訪問看護師	Dさん、ご主人さんはこのように言っておられますが、**ご自身のお気持ちとしては、やはり当初からの意思の通り、変わらず呼吸器は使いたくないですか？ 呼吸器を使うことへの怖さがありますか？**	現時点での本人の思いを考えられるよう、内省を促す。
Dさん	（首をかしげて考えている様子） アイコンタクトで文字盤で意思表示 き・め・れ・な・く・な・て・る ま・ご・か・わ・い・い こ・わ・い	

訪問 看護師	そうですよね。このような機械を見るとどなたでも**怖く感じ ますよね**。Dさんの場合、今はまだ1日中つけておかなく ても、**Dさんの呼吸状態によっては、お孫さんを抱っこされ る時は外しておく**といったことも可能かと思います。	本人の怖いという思 いの表出に共感す る。 新たな付加的情報の 提供。 本人の今のライフス タイルを想定した提 案で、本当の思いを 自分で内省できるよ うに促す。
夫	これ一旦つけても、外すこともできるんですね？	
訪問 看護師	そうです。ご主人さんにお手伝いいただければ、お2人だ けの時でも着脱は可能です。	
Dさん	（首をかしげている） アイコンタクトで文字盤で意思表示 み・ん・な・つ・け・る？	
訪問 看護師	「**皆さん、同じような状況になったら、この呼吸器をつけら れるか？**」というご質問ですか？　それは、その方の考え方 によりますし、強制するものではないので、皆さんつけられ るということではありません。 ただ、**それぞれの方の今の生活や目標とするものを考えた時 に、必要と考えるか**、何も機械には頼ることなくこのままの 生活を送って様子をみたいと考えるかといった思いの違いで 決められます。	本人の不安や知りた いことが表出され た。質問の内容を確 認してから答える。 他の方が選択する際 に考えることについ て提示する。
夫	このまま呼吸器をつけないとなると、どんどん呼吸が苦しく なって、酸素が足りなくなって・・・ということですよね？	

訪問看護師	そうですね。いつとは言えませんが、最近 D さんの呼吸状態は不安定な時があるので、**今以上に呼吸が苦しくなってしまわれること**がいつ起こってもおかしくないと思います。 もしも、呼吸器の選択をしないとなれば、後からこられる主治医の先生とも今後のいざという時について、どのように対応するかのご相談もしていかなくてはならないと思います。	夫からの、「このまま呼吸器をつけなければどうなるか?」の質問を受け、このタイミングでこれから起こり得る可能性のあること、考えておかねばならないことについて提示。
D さん	(首をかしげてまだ迷っている様子) アイコンタクトで文字盤で意思表示 つ・け・て・い・や・な・ら・や・め・れ・る?	
訪問看護師	「一度呼吸器を使ってみて、嫌ならやめることはできるか?」ということですか? それも、**ご本人とご家族の判断が第一に優先**されます。常にそのことについては私達も一緒になって考えていきます。	本人の質問内容を確認。 あくまでも、本人の意思によるものであることを伝える。
D さん	(少し表情が和らぐ) アイコンタクトで文字盤で意思表示 つ・け・て・み・る	
訪問看護師	呼吸器を使われてみますか? わかりました。それでは、主治医の先生が来られたら、先生にも D さんのお気持ちをお伝えして、もう一度全員で確認し合いましょう。 今は少し呼吸が楽になってこられたようですね。この身体の向きは楽なようですね。	一連のこれまでの話し合いを主治医を交えてもう一度確認し合うことを伝える。
D さん	(首を縦にふる) = 「はい」	
夫	よし。では、私もこの呼吸器の勉強しますわ。教えてくださいね。	

訪問看護師	わかりました。お任せください。	
	では、今のお話の内容を主治医の先生が来たらお伝えして、先生からも呼吸器についての説明をもう一度してもらうようにしますね。	主治医との共有について説明。

カルテや支援記録への記載内容

　主治医との話しの前に、今の病態的には呼吸器の使用を決定する時期であることを伝えつつ、本人が意思決定するためにじっくりと今の生活を振り返りながら内省できるよう、まずは訪問看護師と介護支援専門員、夫との間でACPディスカッションを行った。本日のディスカッション内容は、支援経過に記録するとともに、主治医へ事前に伝え、呼吸器使用に関する最終的な話し合いの準備を行う。

▶ 説明内容

　呼吸状態への本人自身の認識を確認することによって、日に日に呼吸状態が悪化している状況であることについて、家族も含め共有した。そのうえで、人工呼吸器（NPPV）導入時期であること、NPPVの使用方法について現物を提示しながら説明し、導入に対する本人・家族の思いを確認した。もともとは人工呼吸器使用について拒否的な認識を示していたが、孫の誕生により意識変化が生まれてきた様子が多くの関係者間で共有されていたので、本人にもフィードバックし、今一度人工呼吸器使用について自分自身で内省してもらうよう投げかけを行った。

▶ 現時点での本人の思い

　呼吸状態の悪化による苦痛に加え、孫の誕生もあり当初の人工呼吸器使用は望まないという意思が揺らいでいることが表出された。同様の疾患を抱える他者はどうしているのかといった質問を投げかけてくることから、人工呼吸器使用を絶対に拒否するという意思ではなくなっていることがうかがえる。

▶ 現時点での家族の思い

　少しでも本人の呼吸困難の状態を改善するために人工呼吸器を使用したいという考えである。しかし自宅での人工呼吸器使用についての恐怖感もあるため、夫への機器使用に関する説明を丁寧に行う必要がある。

文献

1) Baile WF, Buckman R, Lenzi R, et al.: SPIKES : A six protocol for delivering band news : Application to the patient with cancer. Oncologist, 5 : 302-311, 2000.

5 | アルツハイマー型認知症

✎ アルツハイマー型認知症患者への ACP 実施上の留意点

　アルツハイマー型認知症（AD：Alzheimer's disease）は、脳が 10 ～ 20 年かけて徐々に萎縮し、記憶障害や見当識障害、判断力といった認知機能が低下する。終末期には発語が難しくなり、運動機能も低下する疾患である。AD 自体は緩やかに進行するが、加齢が最大のリスク要因となる疾患であるため、患者の多くは高齢で複数の慢性疾患をもつ人が多い。加齢変化や認知機能の低下は慢性疾患の管理を難しくし、身体疾患の不調が急激な認知機能の低下や ADL 低下につながる。そのため、認知機能や ADL の変化が見られる節目、節目では、本人にとってより良い療養生活をどこで、どのように送るか、そして人生最期の時をどのように迎えるのかの検討が必要である。その時には判断能力や言語能力を評価し、対話方法を工夫して、患者が安心することで、残存能力を最大限いかし、意思決定をできるようにサポートする必要がある。また、終末期には患者との意思疎通が難しくなるため、介護者の代理意思決定支援も重要となる。患者が高齢ということは介護者も高齢であったり、認知症を抱えていたりする場合も少なくない。そのため、介護者の判断能力を考慮したアプローチが必要である。

　ここでは、AD を発症した事例をもとに、認知症の進行度に沿って 3 時点（診断・告知の時期、症状が進行し療養場所の選択を検討する時期、人生の最終段階の意思決定を行う時期）における ACP の実際について示していく。

✎ 事例紹介

E さん　78 歳　女性　AD　夫と 2 人暮らし

　E さんは 21 歳で結婚後、専業主婦として 2 人の息子を育ててきた。息子はそれぞれ結婚し独立している。1 歳年上の夫は 7 年前に仕事を辞め、以後は町内会の役員をして暮らしており、E さんも夫をよくサポートし、町内会の活動には積極的に参加していた。

　1 年前より、コンロの火の消し忘れが目立つようになったり、夫から頼まれた町内会の回覧板を回すのを忘れたりし、そのことが原因で夫婦喧嘩になる場面もあった。最近は「疲れるから」と言って町内会の行事を欠席するようになり、買い物以外は外に出ることも少なくなってきた。1 か月前に、買い物に行くと言って家を出たが、道に迷って帰れなくなり、混乱した状態で交番に駆け込み、警察官とともに帰宅した。

　夫は認知症を疑い、かかりつけ医に相談したところ、県内の認知症疾患センターを紹介された。認知症疾患センターでは精密検査後に告知がなされ、抗認知症薬が処方された。今後の生活について家族と考えてもらい、1 週間後に再度受診し、相談することになった。

🖊 診断・告知の時期の ACP

- ACP の段階：第 2 段階（告知後初期）　● AD の進行度：FAST ＊ 4（軽度）
- 生活の状況：夫と 2 人暮らし（長男夫婦が市内在住、次男夫婦は遠方に在住している）
- ACP の実践者：医師（認知症疾患センター）・看護師
- 場面：認知症疾患センターの外来にて

🖊 ACP ディスカッションを担当する者としての思い

医師の思い

　1 週間前の告知の際には、診断名と進行度、AD という病気の症状と抗認知症薬について説明した。E さんは、短期記憶障害はあるものの、言葉の流暢性は保たれており、ゆっくりと話をすれば病状について理解する力は十分ある。AD の経過について説明し、今後の生活について考えてもらいたいと考えている。

看護師の思い

　E さんは告知の後で、何度か予約を確認するための電話をしてきており、自身の記憶に不安を感じているが、電話を通じて不安を表出できている。一時的に気分の落ち込みや混乱がみられるかもしれないが、サポート内容や相談できる場所を具体的に示しながら、今後の生活について家族とともに考えてもらえるようにしたいと考えている。

🖊 ACP ディスカッションのゴール設定

　①抗認知症薬開始の効果、本人の告知後の病気への認識、本人の思いを確認する
　②夫や家族の病気への認識や思いを確認する
　③本人の今後の生活についての願いを確認し、今後の支援について検討する

＊ FAST（Functional Assessment Staging of Alzheimer's Disease）
　アルツハイマー型認知症の進行度を ADL 障害の程度によって 7 段階に分類したもの。

ACP ディスカッションの実際

▶ 本人や夫の告知後の病状認識と思いを確認する

発言者	ACP ディスカッションのやりとり	ポイント
医師	E さん、こんにちは。 薬を飲みはじめて、この 1 週間何か変化はありましたか？	認知機能低下に配慮し、名前を呼んで注意を向ける。そして、一つひとつゆっくりと、本人の理解を確認しながら話を進めていく。 会話の方法を工夫することで、本人が安心して意思を表出できる環境をつくる。
E さん	はい。疲れた感じや頭がぼーっとした感じは少しマシになったような気がします。	
夫	ここ数か月は、朝がなかなか起きられなかったようですが、薬を飲みはじめてから起きられるようです。	
医師	吐き気などの副作用症状はありませんか？	
E さん	はい。今のところ…。	
医師	それは良かったです。 薬の効果を感じておられるんですね。	
E さん	はい、ありがとうございます。 頭がぼーっとしていたのも病気のせいだったんですね。 でも、これからいろいろなことができなくなったり、子どもの顔もわからなくなったりするんですよね…。	
夫	この間の週末には長男夫婦が来てくれて、今後のことについて話をしました。息子もいろいろとインターネットや本で調べてくれています。 「何もわからなくなる」や「徘徊する」とか、まだ今の状態からは想像できません。これからどうなるんでしょうか？	本人や夫・長男夫婦も自分でいろいろと情報を得ており、病気について理解しようという姿勢がみられる。 しかし、多くの情報に混乱しており、将来への不安が強くなっていることが予測される。

医師　ご家族皆さんでいろいろと調べられたんですね。認知症の症状にはいろいろあって、心配な気持ちになるのもよくわかります。
今日は、これから症状がどのように進むのかゆっくりとお話しし、看護師さんにも入ってもらいながら、**一緒に考えていきましょう。**

本人・家族が病気に向き合おうとしている姿勢を承認する。将来への不安を感じていると判断し、共感的立場をとる。
不安に対して看護師を交えて、一方的にではなく、ともに考えていく姿勢であることを伝える。

Eさん　よろしくお願いします。

医師　認知症は、もの忘れや場所がわからなくなるといった症状が徐々に進んでいきます。病気の進み具合は個人差があって、7〜8年から、長い方では20年くらいかけて進行していきます。
薬で1年くらい進行を緩やかにはできますが、病気を治すことはできません。**薬についてはEさんの願いもうかがいながら、症状に合わせて増やしたり、他の薬を追加したりします。** ただ、薬がすべてではありません。日ごろから体調を整えることや、日々の生活の仕方、周囲の方のケアがとても大切です。
現在、Eさんは軽度のアルツハイマー型認知症です。5年くらいかけて中等度まで進みますが、中等度になっても、周りの方が上手くお手伝いすることで、自分のことは少しの介助で続けることができると思います。
ただ、残念ですが高度になると会話が難しくなり、食事やトイレ、歩行も難しくなります。進行とともにできないことは増えていきますが、**生活の仕方によっては、ご自分でできる期間を可能な限り延ばすことはできます。**
今の生活で大切にしていることや、ご趣味はありますか？

パンフレット等を使い、視覚的にも理解できるように示しながら、ゆっくりと説明する。
将来の不安に対し、具体的に情報提供し、薬物療法や身体管理、今後の暮らし方やケアについてともに考えていく。

病気の特徴上、将来意思表出が難しくなる。早期から将来について考える準備をしてもらうため、病気の進行について一般的な時間経過と、その時々の症状について説明する。
生活の仕方によっては進行を予防し、良い状態で長く生活できる可能性についても伝える。
現時点で、本人が生活で大切にしていることを確認し、内省を促す。

Eさん	趣味らしい趣味はありませんが、我が家は、男ばかりの家で、家事は私がすべてしてきました。できるだけ、家のことは自分でしたいです。	
看護師	とても良いですね。今していることをできるだけ続けることが、進行予防にもつながります。 今、家事をされている中で、料理や買い物での計算など、困っていることはありませんか？	本人の意欲を承認する。 初期から難しくなる家事内容を、例をあげて具体的に確認することで、困っていることを表出できるよう支援する。
Eさん	料理…、主人に最近味がおかしいと言われます……。 買い物は…。新しいレジが機械だと使い方がわからなくて、何度かお店の人にお願いしたことが…。これも症状でしょうか？	
医師	そうですね。味がわかりにくいことや新しい機械の操作が難しくなるのも症状の1つです。	
夫	味がわかりにくくなるのも症状ですか。 （びっくりした様子）	
看護師	でも、できなくなったとあきらめて、全くしなくなるのは良くありません。 できないところだけ…、例えば味見だけ誰かに助けてもらったり、心配な時はそばにいてもらったりして続けることが大切です。ご主人はお手伝いいただけそうですか？	日々の暮らしで大事にしている家事を継続するために、本人にとって重要他者である夫に相談できるように促す。
夫	家事のことは全然わかりませんが、味見くらいはできます。少しずつ憶えないといけませんね。前回、家族教室を紹介してもらったので、参加するつもりです。 子どもたちはあてにできませんし、夫婦2人しかいませんから。	子どもたちの支援に遠慮があると考えられる。

看護師	息子さんたちもいろいろ調べたり、心配してくれているんじゃありませんか？ **Eさんが大切にしていることを伝えて、時々でも、一緒にお料理を作ったりしてもらえそうにありませんか？**	息子たちの支援体制を確認するとともに、本人の願いを実現するために、息子たちと意思の共有を促す。
Eさん	まあ、頼めば来てくれると思います。 主人も年ですし、主人にばかり頼れませんしね。	
看護師	お2人の年齢を考えると、**今の生活を継続するには、できるだけ多くの人の支援を受けることも大事**です。 **今のうちから、お子さんたちにも助けてもらうことで、病気を理解してもらって、少しずつ慣れていってもらえる**といいかと思います。 病気についての基本的なことは家族教室に参加いただいて、お伝えすることもできます。	本人の願いの実現に向けて、重要他者である家族との意思の共有についてまとめ、再度促す。
Eさん	そうですね。話してみます。	
看護師	ご家族だけでなく、介護保険などのサービスを利用する方法もあります。	本人の介護サービス受け入れの願いを確認する。
Eさん	ヘルパーさんとかですか？　あまり、他人に台所のことをしてもらうのは気が進まないです。 それに、今は主人もいてくれてますし…。 薬を飲みはじめて調子も良いですし…。	
看護師	そうですか。介護保険の利用については、何か困った時に改めて考えましょう。どんなことが頼めるかわかるように、パンフレットだけお渡ししていきますので、いつでもご相談ください。	
医師	**まだ先のことになると思いますが…。Eさんは、ずっとご自宅での生活を望まれますか？**　例えば、寝たきりになっても、訪問する医師や看護師もいますで、ご自宅での生活も続けることができます。	「まだ先のことになる」と前おきをしたうえで、今後の療養場所についての願いを確認する。

Eさん	できるだけ今の家で暮らしたいですが…。 トイレに行けなくなったら、早く死にたいです。主人や子どもにオムツを変えてもらうのは…。

夫	早く死にたいとかは言わないでほしい…。その時が来たらするよ…。 私もいつまで元気でいられるかわかりませんが、元気なうちはできるだけのことはしてやりたいと思っています。

医師	そうですか。Eさんとご主人のお考えはよくわかりました。まずはお薬の効果をみながら、Eさんが家事を続けていけるようにしましょう。 ケアについてはいつでも近くで相談できる場所をご紹介します。介護保険や療養先については、また機会がある度にお話をしていきます。

> 本日話をした内容について、メモに書いて、本人と夫と一緒に確認する。

✎ カルテや支援記録への記載内容

▶ 説明内容

告知し、内服開始後のはじめての受診である。本人および家族に病識や現在の思い、薬の効果について確認した。本人・夫ともに将来への不安があった。そのため、今後のADの病状の進み方とそれには個人差があること、薬物療法と日々の生活の仕方が重要であることを説明した。現在、Eさんは抗認知症薬の効果を感じており、介護保険の利用は望んでいない。しばらくは家族教室などに参加しながら、家族の支援のみで生活をしていく予定である。地域で相談できる場所も紹介した。今後の療養先については、本人と夫で思いの違いがある。今後も症状の進行に合わせて、話し合う機会をつくっていく。

▶ 現時点での本人の思い

認知症について調べ将来への不安を感じている。また、料理や買い物で困ることもあるが、家事は続けたいと思っている。現在は薬の効果もあり、家族の支援だけで生活できると感じている。今後の療養先について、できるだけ自宅で暮らしたいと思っているが、排泄ケアを受けることに抵抗があり「トイレに行けなくなったら早く死にたい」と話している。

▶ 現時点での家族の思い

夫も息子夫婦も将来への不安を感じており、自身で認知症について調べるなどの行動がみられる。夫は家族教室にも意欲的で、家事の見守りなどしていく必要性を感じており、自身が元気なうちはできるだけ家での生活を続け、介護をしたいと思っている。

現在の状態

Eさん　82 歳　女性　AD　2 人暮らし

　告知を受けてから 4 年が経過した。着替えや入浴にも介助が必要なってきたが、トイレはどうにか 1 人ですませることができていた。1 日 1 回夫と一緒に散歩に行く以外は、自宅で過ごすことが多くなってきた。1 年前に介護保険を申請して、現在の介護度は要介護 2、週に 2 回デイサービスに通っている。また、長男の嫁が週に 1 回は手伝いに来てくれている。

　今回、2 週間前に自宅で転倒して救急車で搬送された。右大腿骨頸部骨折と診断され、入院翌日に人工骨頭置換術を受けた。手術後 3 日目まではせん妄症状がみられたが、それも落ち着きリハビリテーションが開始となった。せん妄後は認知機能がさらに低下し、尿意があいまいで排泄は失禁状態である。夫も 83 歳と高齢であり、今後在宅に戻って療養できるか検討が必要な時期であると考えられる。

症状が進行し療養場所の選択を検討する時期の ACP

- ● ACP の段階：第 3 段階（療養場所の意思決定を検討する時期）
- ● AD の進行度：FAST 5（中等度）
- ● ACP 実践者： 医師（整形外科主治医） ・看護師
- ● 場面：病棟にて

ACP ディスカッションを担当する者としての思い

医師・看護師の思い

　現在、入院前と比べて認知機能、ADL ともに大きく低下を認めている。これまで自立していた排泄や室内の歩行が難しくなっており、今後リハビリテーションによってどこまで回復できるかわからない状況である。主介護者である夫も高齢であり、介護力は高くはない。このまま、在宅療養を継続するか相談する必要がある。検討に向けては、本人の意向を正確に確認することが困難になってきており、コミュニケーションを工夫して本人の意向を確認していく必要がある。また、夫と長男家族の思いや介護力、これまで在宅で支援してきたスタッフの考えも確認しながら進める必要がある。

ACP ディスカッションのゴール設定

　①本人の療養場所の願いを、コミュニケーションを工夫して確認する
　②夫や家族の療養場所の願いを確認する
　③夫や家族の介護力を確認し、介護負担感についても思いの表出を促す

④リハビリテーションの現状と今後の見通しを説明し、療養場所の選択肢を説明する

✎ ACP ディスカッションの実際

▶ 本人に今後の療養場所の願いを確認する

発言者	ACP ディスカッションのやりとり	ポイント
医師	こんにちは。 Eさん、手術から2週間経ちます。歩く練習はどうですか？	本人が安心して意思を表出できるように、認知機能に合わせて、ジェスチャーを交え、ゆっくりとしたペース、短い言葉で話をする。 本人の反応を確認するとともに、適宜夫に内容の確認をしながら会話を進める。
Eさん	はい、頑張っています。	
医師	ご主人から見ていていかがですか？	
夫	リハビリの先生が来ても、痛いからとリハビリを嫌がることもあって…。本人へもこのままでは寝たきりになると言っているのですが…。	
医師	リハビリの担当者からは、少しずつでも毎日リハビリを続ければ、部屋のトイレに行くぐらいは少しの介助でできるようになると聞いています。ただ、リハビリが十分できないと寝たきりになる可能性もあります。 Eさん、歩く練習を頑張ってもらわないと前のようには難しくなります。	本人には、名前を呼んで注意を向け、最後に要点だけを簡単な言葉で伝える。
Eさん	そうですか…。	
医師	Eさん、**これまでと同じように家で生活するのは難しいです。**人の助けもたくさん必要になります。 Eさん、**ここと同じように看護師や介護の人がたくさんいる場所で暮らすほうがいいですか？** **それとも、今よりは少し不便になりますが、ご主人のいる家に戻りたいですか？**	療養場所について、本人の願いを表出してもらう。
Eさん	家に帰りたいです。	

看護師	Eさん、**今は**お1人でトイレに行くのが**難しくなっています。**家に帰ったら、ご主人にオムツを変えてもらったり、ヘルパーさんに変えてもらうことになりますが、**よろしいでしょうか？**	かかりつけ医から、これまでの意思確認で「オムツ交換のケアを受けることに抵抗感がある」という情報提供があった。具体的にオムツ交換のケアについてたずね、意思表出を促す。
Eさん	私、できますよ！	適切な判断が難しくなっている。納得していない様子。
看護師	そうですね。できる時もあると思います。ただ、上手くできない時も出てくるかもしれません。そのような時は、ご主人やヘルパーさんに手伝ってもらいながらでも、お家のほうがいいですか？	本人が安心して話を継続できるように、まずは本人の思いを受け止める。その後、本人の心情に配慮し、「かもしれない」という間接的な表現にして、再度同じ質問をして本人の願いを確認する。
Eさん	家のほうがいいですね。	
夫	リハビリをもっと頑張ってもらわんと…。私もいつまで頑張れるかわからないからね。	
医師	Eさんのお気持ちはわかりました。Eさんが、ご自宅に帰ることができるように準備していきますね。	
Eさん	お願いします。	

▶ 夫だけと話をする機会を設け、夫や家族の思いと介護の状況を確認する

発言者	ACP ディスカッションのやりとり	ポイント
医師	Eさんはご自宅での生活を望まれていますね。ご主人はよかったですか？ **今後、トイレの自立は難しくなる可能性が高いです。ここでのリハビリはこれ以上難しいですが、介護老人保健施設に転院してリハビリを続けて、それからご自宅に戻ることもできます。** また、ご自宅に戻って訪問リハビリや、デイケアに行きながらリハビリを続けることもできます。	夫だけになったところで、現状とリハビリテーションの進め方について、夫の理解力に合わせて、詳細に説明する。 そのうえで、今後の療養先について夫の願いを確認する。
夫	家に連れて帰ります。看護師さんたちは良くしてくれていますが、1人でいる時間が長いと、認知症の症状が悪くなっているようで…。早く家に帰ったほうが良いと思っています。	
看護師	**かかりつけの先生からは、「Eさんが『ご主人におしものことはさせたくない』と言っていた」とうかがいました。** あと、ケアマネジャーさんからは、ご主人の介護も限界なので、在宅生活を続けるなら**ヘルパーを導入したほうがいいと聞いています。ただ24時間はいないので、ご主人にオムツ交換をしていただく必要があります。**他のご家族の協力はいただけそうですか？	本人の以前の思いの代弁。 在宅スタッフの意見も事前に確認しながら、オムツ交換など介護負担が大きくなることも説明して、夫や家族の介護状況について確認していく。
夫	ヘルパーさんはお願いしたいです。オムツは教えてもらえばできると思います。本人が嫌がるかもしれませんが、どうにかなるでしょう。 長男の嫁がこれまでも週に1回は来てくれていますが、今以上は…。仕事もしていますし…。	
医師	**今後、施設入所などは考えておられますか？** ご主人や息子さんたちは皆さん同じ考えですか？	家族の立場としては言いにくい施設入所について、夫だけでなく、家族間の意見の相違がないか思いを確認する。

116

夫	私が元気なうちは家でと思っています。私もいろいろ持病が ありますが、今はどうにか大丈夫じゃないかと思っています。 入院するような病気になった時は、難しくなると思います。 その時は家族でまた話をしないと。 息子たちは、私のことを心配してくれていますが、最終的に は私の意見を尊重すると言ってくれています。

医師	ご主人の考えはわかりました。この後、ケアマネジャーさん や、在宅で普段Eさんをみてくれている方の話も聞きながら、 一緒に家での生活を具体的に考えていきましょう。 **本日うかがった内容は、カルテに残しておきますね。あと、 在宅診療の先生やケアマネジャーさんには退院の際の紹介状 に書いておきます。よろしいでしょうか？**	内容についてカルテで共有すること、在宅診療医やケアマネジャーなど在宅スタッフとも共有することを確認する。

夫	はい。よろしくお願いします。

✎ カルテや支援記録への記載内容

▶ **説明内容**

　本人には以前のように歩けるようになるのが難しいこと、施設か在宅か、また在宅の場合はヘルパー導入の検討が必要であることを説明した。夫には当院を退院後、介護老人保健施設か在宅でリハビリテーションを継続できること、今後オムツ排泄になる可能性が高く、介護量が増えることを説明し、在宅の場合、訪問介護の導入を提案した。

▶ **現時点での本人の思い**

　Eさんに療養場所について繰り返し確認したが、一貫して在宅療養を望んでいるため、本人の願いを表出できていると考えられる。しかし夫にオムツ交換を委ねることやヘルパーが自宅に入ることは十分に理解できていない可能性がある。

▶ **現時点での家族の思い**

　夫は自身の健康に不安をもっているものの、オムツ交換などの介護が増えても在宅での生活を望んでいる。長期に病院にいることでの認知症症状の悪化を危惧している。

🖊 現在の状態

E さん　87 歳　女性　AD　2 人暮らし

　告知を受けてから 9 年が経過した。1 年前からは寝たきりで全介助の状態である。夫も徐々に認知機能や体力の低下がみられるようになり、E さんに薬を飲ませるのを忘れたり、食事を食べてくれないと怒ったりするようになった。そのため、長男夫婦がリタイヤを機に、毎日交代で介護に来ている。

　しかし、E さんはこの半年ほど発語もみられなくなり、言葉を理解するのも難しくなって、簡単な言葉で話しかけてもほとんど反応がなく、表情の変化もほとんど認めない。ケアに対して嫌な時のみ眉間にしわを寄せるといった意思表出がみられる。誤嚥性肺炎を起こすことも多くなり、この 1 年間で 3 回の入院をした。特にこの 1 か月ほどは、それまで摂取できていた食事も量が減り、ここ 1 週間ほどは栄養補助食品のゼリーしか摂取できておらず、衰弱も進んできている。人工栄養について家族と検討する時期にあると考える。前回の在宅診療時に、夫と長男の嫁には人工栄養の導入と家族の代理意思決定について説明した。そして、一度次男を含めた家族間で人工栄養導入について考えてもらい、次回の在宅診療時に、訪問看護師、介護支援専門員にも同席してもらい、E さんの人工栄養の導入について改めて相談のうえ、決定することとなった。本日の話し合いには夫と長男が同席予定である。

🖊 人生の最終段階の意思決定を行う時期の ACP

- ACP の段階：第 3 段階（症状が進行し、最終段階の治療方針を検討する時期）
- AD の進行度：FAST7（高度）
- ACP 実践者： 在宅診療医 ・訪問看護師・介護支援専門員（ケアマネジャー）
- 場面：在宅訪問時

🖊 ACP ディスカッションを担当する者としての思い

在宅診療医・訪問看護師・介護支援専門員の思い

　経口から十分な栄養摂取をすることが難しくなり、認知症の終末期の時期になる。E さんとは、認知症の告知後から折にふれて将来の願いについて確認してきた。現在は自ら意思を表出することが難しいが、何度かの意思確認では食べられなくなった際の点滴や胃ろう造設は望んでいなかった。ただ、夫、長男夫婦はともに熱心に介護をしてきた経緯があり、できるだけ長く自宅で一緒に過ごしたいと望んでいる。そのため、家族の思いもしっかりと聞きながら、E さんの願いは何か、E さんにとっての最善は何かについて、家族が

代理意思決定できるようにチームで支援してきたいと考えている。

✒ ACP ディスカッションのゴール

①夫および家族の病状理解を確認し、現在の思いを表出する

②夫が本人の人工栄養導入について代理意思決定を促すとともに、一度決定しても変更可能であることを確認する

③人工栄養を選択しなった場合の経過について説明する

✒ ACP ディスカッションの実際

▶ 夫や家族の病状理解を確認するとともに、思いの表出を促す

発言者	ACP ディスカッションのやりとり	ポイント
在宅診療医	こんにちは。Eさんの調子はいかがですか？	夫の認知機能低下を考慮し、一つひとつゆっくりとしたペースで、理解できているか反応をみながら話を進めていく。
夫	ほとんど眠っていることが多いです。ゼリーはなんとか1日3〜4個は食べています。それ以外は全然食べなくなってしまいました。	
訪問看護師	血圧や体温は安定していますよ。表情もここ最近はとても穏やかですね。	
在宅診療医	**ご主人、これまで点滴や胃ろう造設についてEさんは望まれていませんでした。** **ただ、今回はとても厳しい状況です。**先週もお話ししましたが、これまで食べることはできていましたが、今は必要な栄養も水分もほとんどとれていません。このまま食べられないままだと、命を維持できるのは週単位になります。**ご家族の間でお話はできましたか？**	繰り返し人工栄養について話し合ってきた内容を確認する。 今回はこれまでになく最期の時が近づいていることを伝え、家族の思いの表出を促す。

夫	はい、長男夫婦と次男夫婦が来てくれて、話をしました。 この人（Eさん）もそういうのは嫌がっていましたし、私と長男夫婦は、今のまま食べられる分だけで、自然にと思っています。最近は口に入れるのも嫌がることが多くて…。無理強いするのもね…。 次男は「点滴くらいはしてもらったほうが」と言っていましたが、これまでの入院でも看護師さん泣かせで、点滴を入れるのも大変みたいで、何度も痛い思いをさせたくないと話したら、最後は承知してくれました。	夫の言葉から、本人の願いや最善を考慮して、家族間で話し合いがされたことが読みとれる。
在宅 診療医	今は落ち着いておられますが、水分も十分には摂れていないので、今後脱水がさらに進むと、血圧が下がり、意識状態も悪くなってきます。 点滴をすることで、一時的にはそうした状態は改善できます。点滴も皮下から小さな針でいれるとあまり負担なく入れることもできます。**点滴もしないことで、お気持ちは変わりませんか？**	終末期の状態を具体的に伝え、家族間で話し合った代理意思について迷いがないか確認する。
夫	何度も話し合ってきたので大丈夫です。	
長男	母も点滴は嫌がっていましたし…。 もう…大丈夫です。	
ケアマネ	**ご家族の中では、他に何か話されましたか？** 特に、次男さんは私たちもほとんどお会いしたことがありません。他に何か話されていましたか？	代理意思決定するまでの経過を確認するとともにその場にいない次男を含めた家族の思いの表出を促す。
長男	この1年、入院する度に病院の先生からも口から食べるのは難しくなると説明を受けましたが、その度に予想を裏切るように復活して、母の食べる意欲のほうが強くて…（笑）。	
夫	私よりこの人のほうがずーっとよく食べていました。	

長男	家族の間では、母の好きな食べ物の話をいろいろしました。でも、そんな母が口に入れるのさえ嫌がるのはよっぽどだと思います。 弟は、そんな母の姿を見て泣いていました。私たちは毎日のように会っていたので、少しずつ今の母を受け入れていった感じですが、それでも何もしないことを決めるまでには本当にいいのかと迷いました。 弟がすぐに納得するのは難しいと思います。でも、以前から先生や看護師さん、ケアマネジャーさん、皆さんから繰り返しお話があったように「母にとって最善は…」と考えるようにしました。そして、そのことを弟にも伝えて、みんなで結論を出しました。	
在宅診療医	そうですか。ご家族にとってはつらい話し合いだったと思います。でも、とてもしっかり話し合いをされていて、安心しました。 **点滴などはせずに自然にみていくということでよろしいでしょうか?**	代理意思決定の過程で、家族が苦悩しながらも一定の結論を出したことをねぎらう。 家族が代理意思決定した内容を改めて確認する。
夫	はい。大丈夫です。	
長男	はい。	
在宅診療医	ただ、**もし考えが変わったり、疑問が出てきた時はいつでも連絡してください。**何度でも話し合いの場を設けさせていただきます。 他に何かご心配なことはありますか?	病状変化とともに迷いが出る可能性もあるため、いつでも話し合う場を設けることを保障する。 話し残したことがないか確認する。
夫	最期は苦しむでしょうか?	

在宅 診療医	これから眠っている時間が長くなっていくと思います。呼吸があらくなって、苦しそうに見えることもあると思いますが、意識もぼんやりしていくので、ご本人は苦しさを感じていないと思います。 ご家族がみていて心配になった時は、いつでもご連絡ください。	
夫	わかりました。	
訪問 看護師	いつもお話ししていますが、心配な時は遠慮なく、夜中でもこちらの番号にご連絡してください。 **本日の話は記録に残してみんなで共有しておきます。よろしいでしょうか？**	緊急時の連絡方法を確認しておく。 他のスタッフと共有することを確認する。
長男	はい。よろしくお願いします。	
夫	お願いします。	

カルテや支援記録への記載内容

> ### ▶ 説明内容
>
> 　人工栄養導入について過去の本人の願いと、家族間で話し合った内容を確認し、人工栄養は使用せず、自然に看取る方向を確認した。予後は週単位であること、終末期に予測される状況を具体的に説明した。本日決定したことを変更できることも伝え、疑問や心配なことがあれば繰り返し面談の場をもつことを説明した。また、緊急時の連絡先を再度確認した。
>
> ### ▶ 現時点での家族の思い
>
> 　夫・長男夫婦・次男夫婦の家族間で話し合い、点滴による痛みなどＥさんの苦痛になることは避けたいと考えている。人工栄養の導入をしないという選択を、Ｅさんの願いや最善を考えて家族間で決定した。次男は当初、輸液使用を望んだようだが、Ｅさんの最善を考え、最終的には夫や長男同様に自然な看取りを承知した。

3 場面別 ACP の実践

地域包括ケアシステムにおける医療介護スタッフにとって、ACP の実践が必要となる場面とタイミングは多岐にわたる。例えば外来受診時や退院前カンファレンス、自宅への初回訪問時やサービス担当者会議の場面、高齢者施設においても、利用者・家族に意思決定を促すための ACP の実践が必要なタイミングが存在する。

ここでは、地域包括ケアシステムの中で特に ACP の実践が必要となる可能性が高い場面を想定し、それぞれの場面における ACP の実践を示す。

1 外来受診時

1 進行肺がん患者との ACP

✎ 場面と ACP の段階等の情報

場面：外来受診時　　対象：進行肺がん高齢者

● ACP の段階：第 3 段階　　● 生活状況：高齢の妻と同居

● ACP 実践者：医師・看護師（□は中心となる人、以下同じ）

✎ 事例紹介

F さん　80 歳　男性　進行肺がん　高齢の妻と 2 人暮らし（子どもは遠方）

進行肺がんで、積極的治療は難しい段階になってきた。F さんのこれから先の願いや暮らしについて、本人の意思が明確に表明できる今の段階で、万が一の時のことを想定してこれからの暮らしについて考えることを促す必要がある状況である。同居の妻は高齢で介護力や理解力はさほど高くなく、子どもも遠方のため今後さらに病状が進行した際の生活を想定し、在宅療養を継続するのか、ホスピスへの入院を選択するかも含めた意思決定が必要である。

✎ ACP ディスカッションを担当する者としての思い

医師・看護師の思い

今のように外来診に通院できる残り時間も限られてきた状況だと考えられる。今のところ、認知機能も意識もはっきりしており、自身の残りの時間をどのように過ごすかを考

えることが可能で、さまざまな準備もできる状況であるため、いざという時のことを想定して、意思確認する必要があると考えている。また、高齢の妻の介護力も低いため、在宅療養となればさまざまな介護サービスを導入する必要があると考えられ、その準備をはじめる必要があること、またホスピスなどへの入院も視野に入れるか否かの話し合いを行う必要があると考えている。

✏ ACP ディスカッションのゴール設定

①本人の病状認識を確認する

②残りの人生をどのように生きたいか、本人の価値観を確認する

③入院やホスピスへの思いについて確認する

✏ ACP ディスカッションの実際

場面設定 外来での診察の場面

▶ 本日の話し合いの目的を伝え、本人の病状認識と価値観について確認する

発言者	ACP ディスカッションのやりとり	ポイント
医師	F さん、こんにちは。体調はお変わりないですか？ 今日は、これからの治療を考えて行くうえで、**F さんのお考え、特に物事の考え方や大切にしたいことをよく聞いて、今後の治療の参考にしていきたいと思い**、話し合いの時間を用意しました。	今からの話し合いで考えていることについて提示する。
看護師	F さん、こんにちは。看護師の○○です。今日は私もお話に同席させていただいてよろしいですか？　これからいろいろと気になることやご相談は私にも声かけしていただければと思います。	同席する承諾を得る。
F さん	こんにちは。よろしくお願いします。 体調はというと…最近は歩くと息切れが強くなってきた気がしますし、身体も疲れやすい感じです。私は今後どうなっていくんだろう、どう生活していければいいのだろうと心配していたところです。 進行がんと聞いているし、病状自体もだいぶ進行してきていると思います。 これからのことを考えて、何か準備しておかなければならないことはないかと、気になっています。	

医師　そうですか。息苦しさが強くなってこられたように、そして今後の治療や生活について何か準備しないといけないことはないかと感じられているのですね。わかりました。
ではまずはじめに、**今後病状が進行して、もしも万が一のことがあった場合のことについて、お考えをお聞きしておきたい**と思っています。突然聞かれて驚かれるかもしれませんが、私たちの人生は常に、**万が一のことが起こる可能性はないとは言えません。**そこで、もしFさんの身に**急な変化が起こって命にかかわることになった場合、**これだけはやっておかなければならない、これだけは伝えておかなければならないことは、**今の時点でありませんか？**

> 特に、DNAR＊や治療の差し控えに関する話し合いをする場合には、緊張感を和らげるために、「もしも～なら」「万が一のことが起こった時に」という仮定法を使って考えてもらうようにする。

Fさん　あまり考えたことがありませんでした。しかし、急に亡くなってしまうようなことがあると、残される家族のことは心配です。
そうですね、自分の生命保険や年金のことは困らないように伝えておきたいと思いますし、私は長男ですのでお墓のことについても伝えておきたいことがあります。特に、子どもたちがあとあと困らないようにしてやりたいと思います。

医師　なるほど、残されるご家族などが困らないようにしたいということですね。**ご家族のことをとても大切にしておられるのですね。**できるだけ、**ご家族には迷惑をかけたくないという気持ちもおもちですか？**

> 本人が漠然と捉えている価値観や人生観を整理し、言語化することで明確化していく。

Fさん　はい、身の回りのことを自分でできなくなったり、トイレに１人で行けなくなったら、妻に迷惑をかけてしまうので、病院に入院させてもらいたいと思っています。妻は決して体力のあるほうではありませんし、子どもたちもそれぞれの仕事や家庭がありますのでね。できるだけ家にいたいとは思いますが、介護が必要になった時には**あきらめようと思っています。**

> できるだけ家で過ごしたいという思いを抱えているが、家族の負担を考えて、入院という選択を考えていることがわかる。

＊ DNAR（Do Not Attempt Resuscitation）
　急変時または末期状態で心停止・呼吸停止の場合に、蘇生処置をしてほしくないという患者の意向。

医師	できるだけ自宅にはいたいのだけれども、家族に迷惑をかけてしまう場合には、自宅にいることはあきらめて、病院に世話になりたい**ということですね。** **例えば、**将来、自宅にはいられるぐらいで身体の症状は強くないが、自分の身の回りのことを自分でできなくなる、つまり足腰が弱ってしまい、自分1人でお風呂に入ることが難しくなったり、階段を1人で上ったりすることが難しくなった時には、自宅に介護を手伝ってくれる人を定期的に派遣したり、家での看護をアドバイスしてくれる看護師を手配したりすることもできるのですが、**どうでしょうか？**	本人の言葉を要約して言語化し繰り返し確認している。 「例えば」という投げかけにより、具体的な全身状態の例を挙げ、身体の弱りが進行した時の過ごし方の願いを本人から引き出していく。また、提供できる医療や介護について具体的に話し、願いを確認していく。
Fさん	自宅に誰かが入って来るということでしょうか？ 2人暮らしをずっと続けてきたもので、自分の家に他の人が入ってくる経験をあまりしたことがないので、家を見られるのは慣れていないというか、恥ずかしいというか、少し迷ってしまいますね。なんか、家を片付けておかないといけないとか、お茶を出さないといけないとか、気を遣ってしまいそうで。	
看護師	**これまで何でも1人で頑張ってこられたのですものね。**その気持ちもよくわかります。でも、訪問するスタッフはとても慣れた方々です。少々片付いていなくても、ささっと**望み通りのお手伝いをしてくれる**と思います。できるだけ、過ごしたい場所で過ごせるように手伝ってくれる在宅介護のスタッフがいるのです。	これまで1人暮らしでやってきたことを尊重しつつ、その生活を守るためには、少し考え方を変えることもすすめていく。 社会資源の情報も伝える。
Fさん	確かに、そういう人たちがいるということをテレビで観たことがあります。何でも相談できるみたいですね。	
看護師	そうです。自宅に訪問してもらえる医師もおりますし、訪問看護のことや訪問介護のことについては、今後、また必要になった時に詳しくご説明しますね。	

▶ これから先の治療方針について話を進める

発言者	ACP ディスカッションのやりとり	ポイント
医師	では、今後の治療についてお話ししたいと考えています。以前お話しした通り、Fさんの身体の状態では今後さらにがんをやっつける治療を行うのは**残念ながら難しい状況**です。今の身体の状況で強い治療を行うと、**余計に体力を弱らせてしまい、命を短くしてしまうこともあるかもしれません**。確かに、がんを治すということでは治療は難しいのですが、**体調を整えるという治療はこれからも大切だと言えます。これから長く頑張るためにも、がんとうまく付き合っていけるような治療をしていきたいと考えています。**	現在の身体状況をわかりやすく伝える。「抗がん治療＝がんをやっつける治療」と「緩和ケア＝がんとうまく付き合っていく治療」を説明し、両者の治療が大切であることを伝える。そして、現在はがんをやっつける治療による副作用（弊害）を伝え、がんとうまく付き合っていく治療が1日でも長く生きるためには大切であることをはっきりと伝えることが重要。
Fさん	「もう何もできません」と言われるのかと思っていました。なるほど、全く何もせず諦めるということではないということですね。わかりました。 もし、体調が落ち着いて家族に迷惑をかけないなら、妻と一緒に生まれ育った故郷である九州の兄弟に会いに行きたいなあと考えています。ここ3年、故郷には帰ることができていません。でも、もし行くなら子どもたちに手伝ってもらわないといけないので、もう少し体調が落ち着いて、家族に迷惑をかけないのならと思っているのです。	
医師	**故郷をもう一度訪ねたい、そしてご兄弟に会いたいと思っておられるのですね。素敵ですね。**そのためには、もう少し元気にならないと家族に迷惑をかけてしまうと考えておられるのですね。 生まれ育った故郷だと、もう一度見に行きたいなという気持ち、兄弟に会ってみたいなという気持ちはよくわかります。**そうすると今後の見通しから考えないといけないかもしれませんね。**	本人の思いを受け止めたうえで、これから先の見通しについて説明を進める。

Fさん そうかもしれませんね。先生、このまま様子を見ていれば、もう少し元気になるでしょうか？ もう少し体力がついて、飛行機に乗って九州に行くことはできるのでしょうか？

医師 確かに、残念ながら今の病状で言うと、どんどん体力がついていく状況ではないと思います。**つらいことですが、ある意味、今より良くするというよりも、今の状態をいかに維持するかが大切な状況です。**それも、1か月先に今の体力が維持できるかもわからないのです。今はトイレまで自分1人で行けると思いますが、1か月先にはひょっとすると自分1人でトイレまで行けなくなるかもしれない可能性も考えられます。だからこそ、もし故郷を訪ねたいと望まれるなら、元気になるまで待っていると、できなくなるかもしれません。今は体力に自信がないかもしれませんが、ご家族に手伝ってもらって、早めに家族で旅行されてはどうかと思います。

> ADLに関する予後を伝えることによって、やっておかなければならないこと、やっておきたいことを実現できるように援助していく。

Fさん そうですか。もう少し元気になれるものと思っていました。少しショックですが…。しかし、踏ん切りがつきました。ありがとうございます。子どもたちにも一度相談してみます。

医師 **また、質問や注文があったらいつでも遠慮なく言ってくださいね。**
あと、もう1つお気持ちを聞いておきたいことがありますがよろしいでしょうか？ 痛みや熱だけではなく、**今後、とてもしんどさが強い状況になることがあります。**そんな時に、少しうとうとしたり眠ってしまったりすることでしんどさを楽にする鎮静という治療があるのですが、そのようなうとうとするような治療についてはどのようにお考えになりますか？

> 「質問」と「注文」という2つの「もん」を開く。

> これから先に起こり得ることを想定し、苦痛緩和のための鎮静について、わかりやすく説明する。

Fさん うとうとする治療ですか？ しんどくないようにはしてほしいのですが、一度寝てしまうともう二度と起きられなくなってしまうのなら、何か怖いような気もします。

医師	当然、できるだけうとうとはしないで苦しい症状はとるようにみていきます。しかし、**万が一、病状が急に変化して、ど**うしてもしんどい症状がとれない時に、家族と話ができなくなってもいいから苦しさだけはしっかりとってほしいとおっしゃる方もおられれば、できるだけ寝てしまわないでお話はできる状態で対処してほしいと望まれる方もおられます。その時でないとわからないことかもしれませんが、**お聞きになってどんなふうに感じられますか？**	具体的な治療の選択を、今、決めないといけないのではなく、「万が一」という言葉を用いつつ、大まかにどのような考え方、思いをもっているかをつかむことができるように、具体的な患者の願いの例を挙げて、考えてもらうようにする。
F さん	やはり苦しみたくないなあと思っています。家族には普段から話さないといけないことはできるだけ話していますし、自分の気持ちについてはよくわかってくれているとは思います。どうしても苦しい症状が出た時には、家族と話ができなくなってもいいので、とにかく苦しくないようにしてほしいと思います。	
医師	わかりました、そのような治療が必要になった時には、またその時にご説明して相談させていただきますね。	

▶ 本日の話の要約

発言者	ACP ディスカッションのやりとり	ポイント
医師	F さん、今日はいろいろとお話しすることができてよかったです。故郷に帰りたいというお気持ちを今の時点でうかがえたので、できるだけ早くに実現できるように体調と環境を整えるように私たちもお手伝いします。	
看護師	F さん、お出かけする場合にはいろいろと不安なこともあると思うので、この後もいつでもご相談なさってください。	

医師　Fさんの病状から考えると、がんをやっつける治療を今後進めることは難しいものの、体調を整える治療はしっかりと行っていくことが大切とお話をしました。Fさんがこれから先どのように過ごしたいかをおうかがいしながら、**治療方法を一緒に考えていくということでよろしいですか？**
また、痛みを緩和する治療についてもできるだけ苦しくないように、という願いをうかがったので、またそのような治療が必要な時にはご相談していきますね。

Fさん　はい。いろいろと見通しがつけられそうなので、本日はゆっくりお話しできてよかったです。
ありがとうございました。

> 本日の話を要約し、もう一度言葉に出して問いかけ、確認する。

🖋 カルテや支援記録への記載内容

▶ **説明の内容**

　本人の病状から考えて、積極的な抗がん剤治療は難しいが、まったく治療がなくなるのではなく、必要な治療は行われることを伝え、理解が得られた。今後は緩和ケアも含めて生活への願いをうかがい、相談しながら治療を進めていくことについて了承を得た。故郷へ帰りたいという願いがあるので、できるだけ今のうちに計画するようにすすめた。

▶ **現時点での本人の思い**

　積極的治療が難しいという状況に対しては、ショックを受けつつも、体調を整えてこれからの生活をどうしていくか考えていくことを理解した。
　家族への負担を心配しているので、在宅介護についての情報も今後は得ていきたいと考えている。

2 脳梗塞後遺症で軽度右片麻痺の患者との ACP

場面と ACP の段階等の情報

場面：病院の外来にて　　対象：通院中の高齢者

● ACP の段階：第 2 段階　　　● 生活状況：独居で生活（お 1 人様）、フレイルが進行

● ACP 実践者：外来看護師

事例紹介

G さん　80 歳　男性　1 年前に発症した脳梗塞後遺症で軽度右片麻痺　独居

　脳梗塞発症後、軽度の右片麻痺が後遺症として残存し、経過観察のため定期的に外来受診しているが、最近では足腰の不安定さが目立つようになってきた。

　今回受診時には、「昨日自宅で転倒してしまった」と膝と手のひらに打撲と擦り傷があった。これまでは介護保険を利用することなく何とか独居で生活を送ってきたが、身寄りもない様子でいざという時に頼れる人もいない。脳梗塞発症後も飲酒と喫煙は止める気配がなく、内服薬の効用などについての理解は曖昧で受診日を忘れていることもある。

ACP ディスカッションを担当する者としての思い

　脳梗塞発症後外来受診の度に G さんの受診時にかかわってきた看護師は、生活に危機感がない G さんのことが気がかりである。G さんは独居で生活しており、最近転倒を繰り返すようになっており、足腰の不安定さの進行を考えると、自宅で転倒して骨折し、1 人で身動きがとれなくなる可能性が想定できる。G さん自身は今日も転倒して打撲しているが、本当のところは不安に感じているのではないか。次の受診は 1 か月後なので、今日のこのタイミングで G さんの今後の暮らしへの思いを聞いておく必要性を感じ、主治医とも相談のうえ、まずは外来受診後に看護師が G さんと今後について話しておくことにした。現在の生活で困っていることはないか、これからどうやって暮らしていきたいと思っているのか、いざという時に頼れる人はいるのかなど、ACP ディスカッションを意識したかかわりを行うことにした。

ACP ディスカッションのゴール設定

　①本人の現在の自分の暮らしと身体状況への認識を確認する

　②本人が感じている不安や危機感について確認する

　③本人の今後の暮らし方の願いを明確にし、それに向けた支援についてともに考える

✎ ACP ディスカッションの実際

場面設定 受診が終わって外来で座っている G さんの横に座って会話をはじめる

▶ ACP ディスカッションを行うにあたっての信頼関係の確立

発言者	ACP ディスカッションのやりとり	ポイント
看護師	G さんが家で転倒されたとうかがって、お 1 人暮らしだし、**とても心配しましたよ**。でも今回は骨折もされずにお元気そうで良かったです。G さんにうかがいたいことがあるのですが、**今少しお話ししてもよろしいですか？** G さんはどこにお住まいでしたか？	これから少しでも話をしてもいい状況か断ってから会話をはじめる。あなたの暮らしに関心があるということを伝える。
G さん	まあ、こけたといってもたいしたことなかったですからね。家はそこの市営住宅の 2 階です。もう 40 年以上住んでいます。	
看護師	そうでしたか。ご近所だったんですね。40 年前とはかなりこのあたりも変わったでしょうね。G さんはどんなお仕事をされていたのでしたっけ？	あなたに関心をもっているということを伝える。過去の仕事や、今関心をもっていること、趣味などをうかがうのもよい。
	中略	
看護師	G さん、今回転倒されても、骨折せず、けがも大事にはならなかったですが、**少し足腰もふらつくようになっておられます**よね、今の生活で**何か不安なこと**や、ご心配はないですか？	本人に「今回の転倒ではたまたま大事に至らなかっただけ」という認識をもってもらう投げかけ。
G さん	いやあ、最近ふらつくようになってきて、家でもよく躓くようになってね。まあもう**年だし仕方がない**よ。	「年だし」という言葉の裏には、徐々に生活に不安が出てきているが、なんとか折り合いをつけながら、仕方がないと思おうとしていることが多いので思いを受け止める。

看護師	確かに G さんはこう見えてももう 80 歳ですものね。お年の割にはお元気に見えますが、**お 1 人暮らしですし、困られることもあるのではないですか？**	不安があることを表出させた後で、もう一度暮らしの中での不安や困りごとについて問いかけ、具体的な内容表出を促す。

中略

▶ **本人に自身の状況を内省してもらい、今後の「もしも」の状況を想定して思考を促す**

発言者	ACP ディスカッションのやりとり	ポイント
看護師	G さんは脳梗塞を起こされたとはいえ、後遺症も軽く、今はまだご自分のことは 1 人でできておられますが、一度脳梗塞を起こされると再発作もあり得ますし、**もしも今後 1 人で暮らすのが大変になってきた場合のことについては、何か考えていらっしゃることはありますか？**	確かに今はなんとか生活できているが、脳梗塞の既往もあり、今後も再発が考えられることが想定できるように。
G さん	いやあ、そんなことまだ何も考えてなかったですよ。いつも人生いきあたりばったりでね。まあ、なんとかそれでもここまでこられたから。でも、こけてしばらく起き上がれなかった時はちょっとマズイなとは思いましたね。	
看護師	「マズイ」というと、**どんなことを**考えられましたか？	本人が「マズイ」と感じたことをもう一度確認し、さらに本人にその時の思いのリフレクションを促す。
G さん	そりゃ、このまま起きられなかったらどうしたらいいか？とか、このまま孤独死かなとかね。ははは。	本人の危機感が表出されているので、この思いをキャッチして次の会話にもう一度つなげる。

看護師	そうですか。孤独死とかも考えられたのですね。その時は**恐ろしかった**でしょうね。 Gさんはいつもお1人で過ごしておられるのですか？　頻繁に話をしている人や、何かあった時に助けてくれる親戚やご友人はおられますか？	孤独死を考えたということを本人がどのように捉えているのかまだわからない状況。その事象をどう捉えているのか確認するため、「恐ろしかった」という投げかけをしてみる。
Gさん	いやあ、これまで気ままにやってきたし、別に**孤独死は怖いとも思っていない**よ。とにかく人の助けは借りたくないと思って生きてきたからね。**一番望ましい最期って感じだと思う。** 普段は何日かおきにお互いの家に集まる、気の置けない酒飲み友達が近所にいるけど、ヤツも年だしね。	まだ本心かどうかはわからないが、重要な本人の価値観であり情報である。
看護師	そのご友人にだったら、**何か困った時には助けて**いただけそうですか？　同じ住宅にお住まいの方なのですね？	本人が支援者として、重要他者として認める人かどうかの確認。
Gさん	そうやね。ヤツが入院した時にもいろいろ世話やいたのはボクだしね、何かあったら助けてはくれると思うけどね。まあ、そんなこともあまりお互いに話したり考えたことはないけどね。	本人の友人との関係性を示す重要な情報。
看護師	そうですか。入院中にお世話いただくことはご友人にとってとてもありがたかったことでしょうね。Gさんはその方にとって**大切な方**なのでしょうね。そんなご友人がいるなんて羨ましいです。Gさんがもしもまた家で転倒されて連絡がとれない時など、**そのご友人にご連絡させていただくことはできそうですか？**	友人は、本人の重要な他者として位置づけられるか、一度相談の余地はあるのか、探っている。
Gさん	そんなことせんでもいいよ。その時はその時だから。ヤツも迷惑がるやろうし。何もかも諦めがついているから、そのまま孤独死するわ。	本当に本人がそう思っているのか、一度その友人が重要他者として相談の余地があるのか、探る必要がある。

看護師	そうですか。そのご友人とはいろいろお互いのことについて話しておられるのですね。是非、**お互いにこれからのことについて話しておいていただきたい**です。 そのご友人は、Gさんがいざという時にいろいろと真剣に考えてくださる方ですか？ もしも次に来られる時までにその方へ一度ご相談いただいて、そのご友人が良いとおっしゃったら、**もしもの時のために連絡先など教えていただくことは可能ですか？**	一番身近な人と、お互いに今後の暮らしについて考える機会をもってもらえるように投げかける。 代理意思決定者になり得る重要他者なのかの確認。
Gさん	そうやな。一番自分の人生では気が合うし大事な友人とは思っているわ。相手はどう思っているかわからないけどね。ははは。まあ、そんなに心配してくれなくてもまだ大丈夫だよ。もうこけないようにするから。	
看護師	そうですね。それが一番です。 Gさんはこのまま今のご自宅でずっと1人暮らしを続けられたらいいと思っておられるのですね？　介護保険とかはご存じですか？	重要な本人の価値観・意思の表出であり、今回は無理に友人の連絡先など聞き出さない。
Gさん	そりゃあ40年も住んでいる家だし、愛着があるしねえ。**家でぽっくりいける**のが一番いいねえ。とにかくこれまで1人で生きてきたし、**人の面倒になるのは嫌だ。家に来られるのもまっぴら。**介護なんて、まだまだ必要ないよ。	家への愛着、人の世話になりたくない、家に人が来るのは嫌といった重要な本人の価値観の表出。
看護師	Gさんにとっては、今の家で最期まで過ごされるのが一番の願いということですね。介護サービスなども今のところは使わずに生活できると考えておられること、**先生にも伝えておきますね。** 今日はお話をできて良かったです。Gさんもまだお元気とはいえ、**最近は足腰が弱ってきておられるように感じていました**し、お1人暮らしで不安などないかなと一度お話ししたいと思っていたので。これから外来に来られる度に、**先生も交えて今後のことを時々お話しできればいいなと思います。** 今日、私と話をしたようなこれから先のことを、是非ご友人とも話をしておいていただければと思います。そんな話をされることはありますか？	本人の意思表出の内容を繰り返し、関係者間で共有することを伝える。 再度、身体状況の客観的事実を伝える。あなたとこれからについて話をしたかった、これからもしていきたいと思っていることを伝える。 重要他者との話し合いをすすめる。

Gさん	そんな先の話なんかしたことないわ。でもまあ、実際にお互い身寄りもないし、いざという時に頼れるのはお互い自分たちだけやしな。考えてみるわ。
看護師	そうですね。是非、今から少しずつそんなお話をしておかれるといざという時に安心ですよね。 ひとまず、私とGさんの今日のお話の概要は、**カルテにも記載しておきますね。**

> カルテに記録して共有することを確認しておく。

✏️ カルテや支援記録への記載内容

> ▶ **説明の内容**
>
> 　脳梗塞発作の後遺症は限定的ではあるが、最近は自宅で転倒する機会が多くなってきており、フレイルが進行している可能性があることを伝えて本人の認識を確認した。独居であり、本人から孤独死への不安という発言もあったため、「いざという時」のことを想定した対策や、意思決定等に関して、重要他者の存在等の確認を行った。今後のことについて、主治医とも相談していくようにすすめた。
>
> ▶ **現時点での本人の思い**
>
> 　これまで長年今の自宅で1人暮らしをしてきており、今後も最期までこの生活を続けたいという思いが強い。長年家族以上に付き合っている友人の存在があり、何かあった時には友人に頼ることも考えている。介護保険サービスについてはまだ導入は考えていない。

3 | 慢性心不全で MCI と診断された患者との ACP

✎ 場面と ACP の段階等の情報

場面：循環器看護師外来にて　　対象：循環器外来通院中の高齢者

- ACP の段階：第 2 段階
- 生活状況：独居（5 年前に妻が他界。子どもなし）、長年勤めていた鉄鋼関連の会社を 65 歳で退職後、警備会社で週 3 回程度の勤務
- ACP 実践者：外来看護師

✎ 事例紹介

Ｈさん　68 歳　男性　高血圧　慢性心不全　MCI（HDS-R＊ 24 点）

　Ｈさんは高血圧と慢性心不全で循環器外来に通院中の患者である。もともと几帳面な性格で、長年内服や食事の管理も良好であったが、この半年ほどは血圧が高めで、受診日を忘れてしまうエピソードが 2 回あった。前回循環器外来での診察後、主治医のすすめで看護師外来の生活指導を受けたところ、薬の飲み忘れが頻繁にあるだけでなく、朝の薬を 2 回内服してしまったようで、低血圧となり仕事中に倒れたことがあることもわかった。もの忘れは本人も気にしており、Ｈさんの願いもあって神経内科で検査を受けた結果、MCI（Mild Cognitive Impairment：軽度認知障害）の診断を受けた。神経内科医からは 1 年後に再度検査を受けるように説明があり、今後の生活については、1 週間後の循環器外来で相談していくこととなった。

✎ ACP ディスカッションを担当する者としての思い

　MCI の診断を伝えたところ動揺がみられ、心理面でのサポートが必要であると感じている。Ｈさんの思いやサポート体制を聞いておく必要がある。また、今後慢性疾患の悪化予防をしながら、安全に生活するうえでも身体管理、特に内服管理は重要である。生活環境を確認しながらどのように生活していくのかをともに検討していく必要がある。さらに、認知機能低下予防として、地域の認知症予防教室やオレンジカフェなどの社会資源の活用について情報提供し、検討していくことにした。

✎ ACP ディスカッションのゴール設定

①本人の不安や心配事について気持ちを表出することができる

＊ HDS-R（改訂長谷川式簡易知能評価スケール）
　スクリーニング目的で作成された簡易知能評価スケール。20 点以下だと認知症疑いとなる。

②本人の暮らし方の願いやサポート体制を確認し、暮らし方についてともに考える

✎ ACP ディスカッションの実際

場面設定 神経内科で MCI の診断を受けて 1 週間後、循環器外来の定期受診を終え、循環器看護師外来の面談室にて

▶ MCI 診断後の不安や心配事について気持ちの表出を促す

発言者	ACP ディスカッションのやりとり	ポイント
看護師	H さん、こんにちは。先日は検査、お疲れ様でした。**神経内科の先生からのお話はいかがでしたか？**	MCI の診断に動揺があったという情報から、本人がどのように受け止めているか確認する。
H さん	はい…。MCI ですか？ 認知症の前兆のようなことを言われました…。	
看護師	**びっくりされたのではありませんか？**	本人の反応から予測される思いに共感的にかかわり、不安や心配事の表出を促す。
H さん	はい…。頭が真っ白になりました。 **仕事も辞めないといけませんかね。**	
看護師	H さんは、**お仕事についてどのように考えておられますか？**	本人の仕事への思いについて内省を促す。
H さん	今の仕事は慣れていますし、仕事が趣味のようなところがあります。できれば 70 歳の定年までは続けたいと思っています。 ただ、**認知症で迷惑をかけるのが心配で…。**	MCI から必ず認知症になると間違った捉え方をしていると考えられる。

看護師	Hさんは**認知症と診断されたわけではないんですよ**。神経内科の医師からは、検査で確かにもの忘れはありますが、他の認知機能については問題ないので、**お仕事は続けてもらってもいいと聞いていますよ**。	現状を正しく認識してもらうとともに、本人にとって重要な仕事について神経内科医師の見解を明確に伝える。
Hさん	そうなんですか！　先週はびっくりして、何も聞けなくて…。	
看護師	**びっくりされて当然だと思います**。	共感的にかかわる。
Hさん	1人だし、弟夫婦や仕事場に迷惑をかけると思うと…。あれから夜も眠れなくて…。	
看護師	MCIの方すべてが認知症になるわけではないんですよ。	
Hさん	そうなんですか。少し安心しました。でも認知症になる人もいるんでしょう？	
看護師	そういう方もいます。ですので、1年後に再度検査の予約をとっていただきました。 ただ、認知症予防のためにも、もの忘れがあることについては自覚していただいたうえで、仕事は注意しながら続けていただいたほうがいいと聞いています。 その他にも、最近は認知症予防のための教室も地域で充実してきていますよ。	
Hさん	町内会のチラシで見たことがあります。ただ、近所の人に会うのは…。	近所の人に知られたくないという思いがあると予測される。
看護師	そうですか。それではHさんの**お住いの近くだけでなく、市内で利用できる教室をあとでご案内しますね**。最近は認知機能の変化を自分で簡単にみる機械を置いているところも増えています。予防教室での効果をそうした機械で確認できるみたいですよ。	本人はもの忘れについて、他者の目が気になる傾向があると考えられ、取り組みやすい内容で提案する。

ACP実践　③場面別ACPの実践　❶外来受診時　❸慢性心不全でMCIと診断された患者とのACP

Hさん	いろいろあるのですね。一度行ってみます。	
看護師	他にご心配なことはありませんか？	
Hさん	はい、ありがとうございます。いろいろ教えていただいたので…。	

▶ Hさんの今後の暮らしについてともに検討していく

発言者	ACP ディスカッションの実際	ポイント
看護師	ただ、前回の看護師外来でお話しされていたように、お薬の飲み間違いや、受診忘れについては少し心配ですね。 前回、**生活の工夫についてはお話ししましたが、どのように考えておられますか？**	前回、内服管理や受診忘れについて生活改善の方法を提案しており、その後の生活についてどう捉えているか本人の内省を促す。
Hさん	薬については、前回教えてもらったように薬カレンダーを買って使っています。それと、先生（循環器主治医）が薬は朝だけにしてくれまして、薬用に目覚まし時計を毎日かけるようにしています。それで、飲み忘れはなくなっています。受診も予約表をカレンダーに貼るようにしています。	
看護師	そうですか。**お話しした以外にも、いろいろと工夫されているんですね。** ただ、次回の受診が1か月後なので、**しばらくは週に1回、看護師から体調をうかがうお電話をしてもいいでしょうか？**	本人の生活の変化を承認するとともに、他者への相談が苦手な傾向があると考えられ、しばらくは電話で生活改善の確認とともに心理的サポートの機会をつくる。
Hさん	はい。かまいません。	
看護師	あと、今回のように心配事があった時に相談できる方はいらっしゃいますか？	本人のサポート体制を確認する。

Ｈさん	本当に困った時は、弟夫婦の世話になると思います。ただ遠方ですし、今回のことは話していません。	
看護師	そうですか。ただ、この１週間、眠れないほど１人で悩まれていたと聞いて、とてもつらい思いをされていたのだと思いました。いざという時に頼りにしている弟さんなら、心配事の相談にのってはいただけそうにありませんか？	診断の心情に共感しつつ、重要他者である弟と話す機会をもつことを促す。
Ｈさん	話せば相談にはのってくれると思います。 独り身なので、いつも心配してくれています。	
看護師	そうですか。優しい弟さんなんですね。 MCI の診断について、こちらから弟さんに説明させていただくこともできますので、いつでもご連絡ください。あと、最近はオレンジカフェや電話相談など、認知症や MCI についても気軽に相談したり、話ができる場所もあります。そちらについてもご紹介しますね。本日お話しした内容はカルテに残して、医師にも伝えておきますね。	他者への相談が苦手であると考えられ、相談や情報収集する場所として、選択肢を増やせるように、社会資源について情報提供する。 話した内容についてカルテで共有することを確認しておく。
Ｈさん	ありがとうございます。お願いします。	

🖊 カルテや支援記録への記載内容

▶ **説明の内容**

　MCI の診断から認知症になると誤った認識をしていたため、そうではないことを説明した。それでも不安はあるため、認知症予防の点から仕事の継続や認知症予防教室を促した。サポート体制としては弟夫婦がおり、関係性も良いことを確認した。ただ遠慮もあるため、相談場所を紹介した。内服管理や受診忘れについては、前回の指導で提案したカレンダーに加えて、自身で工夫して生活できている。他者への相談が苦手なところがあるため、しばらくは、電話で継続ができているか確認しながら、心理的サポートを実施していく予定である。

▶ **現時点での本人の思い**

　MCI から認知症となることで、周囲に迷惑をかけることへの不安が強い。認知症予防やもの忘れをしないように生活を工夫する点では積極的に取り組む姿勢がみられる。

4 | 末期肝細胞がんで独居の患者との ACP

場面と ACP の段階等の情報

場面：外来受診時　　対象：肝細胞がん患者
- ACP の段階：第 3 段階　　● 生活状況：独居
- ACP 実践者： 医師 ・看護師

事例紹介

I さん　72 歳　女性　肝細胞がん　独居

　末期の肝細胞がん患者。今回、がんの再発を 6 個認めている。Child-Pugh 分類* C（10 点）と肝硬変が進行してきており、腹水・浮腫もみられる。

　I さんは今までにも治療のため何度も入院を繰り返しており、治療をすればまた元の生活に戻れると思っている。3 年前に夫に先立たれ、独居。子どもはいない。兄が遠方に住んでいるが、疎遠。半年前の入院時に介護保険認定申請をしており、要支援 1 と認定されている。自治会の催しでエンディングノートについて知り、前々からエンディングノートは記載していると外来の際に話していた。エンディングノートには、「人工呼吸器はつけたくない」「苦痛の大きい治療は避けたい」「自宅で最期を迎えたい」と書いているようである。

ACP ディスカッションを担当する者としての思い

医師・看護師の思い

　I さんは肝硬変が進行してきており、終末期の段階に移行してきている。I さんは、今回も肝細胞がんの治療を行うために入院になるだろうと思って診察に来るだろう。I さんは独居であり、家族とも疎遠であるため、I さん自身が今後について意思決定していく必要がある。I さんはエンディングノートも記載しているなど、人生の最終段階についてももともと考えている方なので、I さんと話し合い、方針を決めていきたい。

ACP ディスカッションのゴール設定

　①本人の現在の病状認識を確認する
　②本日の説明に対する本人の思いを確認し、その思いにできるだけ寄り添う

＊ Child-Pugh（チャイルド・ピュー）分類
肝硬変の重症度を評価するための国際的な分類。軽い順に A、B、C となる。

③今後の治療や生活での願いを確認し、それに向けた支援を検討する

✎ ACP ディスカッションの実際

場面設定 外来での診察の場面にて

▶ **本人の病状認識を確認する**

発言者	ACP ディスカッションのやりとり	ポイント
医師	こんにちは。体調はいかがですか？	体調と病状認識を確認する。
Ｉさん	お腹の張りがあるのと、足のむくみがひどくてね、つらいです。体重も前来た時より 3kg 増えています。利尿剤が効かなくなっているのかな。	体液の貯留による苦痛がある。
医師	そうですか。（腹部・下肢の診察をしながら）本当ですね。水が溜まってきていますね。利尿剤を増やしましょうか？	苦痛に感じていることについての対処を説明し、不安の緩和に努める。
Ｉさん	お願いします。	
看護師	足のむくみなどによって、生活しにくいということはありませんか？　例えば、お買い物や家事などでお困りになっていることはありませんか？	生活するうえで症状により困っていることはないか確認する。
Ｉさん	ありがとうございます。大丈夫です。猫と一緒になんとか暮らせています。 先生、この間の検査の結果、どうでしたか？　また入院してがんの治療しなきゃいけない？	生活に支障はない様子。 がんの治療のために入院しなければならないと予測している。
医師	そうですよね。先日の検査結果が気になっておられますよね。今日は、その検査結果を踏まえて、**大事なお話をしないといけない**と思っています。	これから話す内容が重要な話であることを伝える。

143

Iさん	大事な話？	予測していた状況と異なる可能性が出てきたことで戸惑っている。

▶ 病状について説明し、今後どう過ごしたいかを確認する

発言者	ACP ディスカッションのやりとり	ポイント
医師	はい。**大変残念で申し上げにくいこと**なのですが、今回のCT検査で、がんの再発が6個ありました（CT検査結果を示しながら説明）。腫瘍マーカーもかなり高くなってきています。肝臓の機能も悪くなってきていて、お腹の張りや足のむくみがひどくなっているのは、そのためだと考えられます。	本人に心の準備ができるような言葉をかける。 本人に病状をわかりやすく説明。
Iさん	えっ、先生それって、がんの治療はもうできないってことなの？	
医師	そうですね…。**（少し沈黙）** もし今、肝細胞がんの治療をすると、肝臓に負担がかかって、肝硬変が進んでしまいます。そうすると、苦痛な症状が強くなるかもしれないですし、命の危険も出てきます。	本人が気持ちを整理する時間をつくる。誠実に病状を説明する。
Iさん	私、今回もまた入院したら治るだろうと思っていたのに。	
医師	そうですね。そう思われていましたよね。残念ですが、今回、思ったよりも進行が早かったです。	本人の思いに寄り添う。
Iさん	C型肝炎になった時から、いつかはこんな日がやってくるだろうと思っていたけど…。看護師さんには前にお話ししたけど、エンディングノートは書いていたのよ。でも、まさかね…。	以前から人生の終末について考えてきていた。それでも、今の状況は受け入れがたい。

看護師	Iさんはエンディングノートを書かれていて、これからについていろいろ考えておられたことは知っています。それでも、まさかと思われるでしょうね…。	言葉の反復にとどめる。
Iさん	はい…。ちょっとお腹の張りが今までとは何か違うかもって思っていたけどね…。そうですか…。	
医師	今までとは何か違うかもしれないと心配されていたのですね。今後の治療としては、がん自体の治療はできませんが、苦痛を和らげる治療を行っていきます。**これからの治療や生活で何か望まれることはありますか？**	今後の治療方針をわかりやすく説明する。 今後の治療や生活への願いを確認する。
Iさん	私、家族も遠方でほとんど付き合いもないし、1人だけれど、慣れた家で猫と暮らしたいんです…。	自宅での生活を望んでいる。
看護師	以前、「エンディングノートに自宅で暮らしたいって書いた」とおっしゃっていましたものね。大事な猫ちゃんもいたらご自宅で暮らしたいと思われますよね。	
Iさん	はい。そうなんです。でも、できるかしら…。	
医師	Iさんには担当のケアマネジャーさんがいらっしゃいましたね。病院からも連絡するので、ご自宅での生活がしやすいように一緒に相談していきましょう。今後、必要であれば在宅診療や訪問看護、訪問介護なども検討しましょう。	安心して生活できるよう調整していくことを保障する。
Iさん	はい。よろしくお願いします。	
看護師	ご自宅で暮らしたいという願い以外にも、きっと今まで考えられてきたことがエンディングノートにまとめられていると思います。**次回来られる時には、そのノートを一緒に見ながら、**治療やケア、生活についての願いやその理由を教えていただいて、Iさんの願いにそえるようにできればと考えております。	エンディングノートでさらに本人の考えを知りたいということを伝える。

PART 2 ACP実践 ③場面別ACPの実践 １外来受診時 ❹末期肝細胞がんで独居の患者とのACP

145

Iさん	はい。わかりました。よろしくお願いします。

▶ 本日話したことの要約と今後の検討事項について提示

発言者	ACP ディスカッションのやりとり	ポイント
医師	今日は、がんに対する治療が難しくなってきていて、今後は苦痛を和らげる治療を行っていくことをご説明しました。	本日話したことを要約し、本人の理解を確認する。
Iさん	はい。	
医師	そして、今後もご自宅で生活していきたいという願いをうかがいました。担当のケアマネジャーさんや病院のスタッフも含めて一緒に考えていきましょう。	一緒に考えていくことを改めて伝える。
Iさん	はい。ありがとうございます。	
医師	お腹の張りやむくみについては、今回利尿剤を増やして様子を見ようかと思いますが、ひどくなるようなら、受診の日でなくても、ご連絡ください。	症状悪化時にはいつでも対応できることを説明する。
Iさん	はい、ありがとうございます。	
医師	まだお気持ちの整理ができていないこともあるかと思いますが…。他にご質問はありませんか？	本人の思いに寄り添う。質問しやすい雰囲気をつくる。
Iさん	今は思いつきません。気持ちは整理できていないけれど、家で暮らせそうならいいかなって。	まだ今の状況を受け入れがたいが、自宅での生活ができそうなことには安心している。

| 医師 | そうですか。もし後で思いつかれたら、外来には MSW もいますので、遠慮なく相談してくださいね。本日お聞きした内容はカルテに記載して共有させていただきます。 | 相談できる場所があることを伝えておく。 |

| I さん | はい、ありがとうございます。 |

✎ カルテや支援記録への記載内容

> ▶ **説明の内容**

肝硬変が進行してきており、肝細胞がんの治療が困難であること、今後は緩和ケアを行っていくことを説明した。本人は自宅での療養を望んでおり、今後具体的な調整をしていく必要がある。

> ▶ **現時点での本人の思い**

少しずつ症状が変化してきていることに気づいていたが、今回もがんの治療ができると思っていたので、現状を受け入れがたい状態である。今後も I さんの思いを確認しながら、自宅での療養を不安なくできるように調整をはかっていく。また、I さんはエンディングノートで EOL について考えているので、その考えを尊重できるようにしていく。

> ▶ **現時点での家族の思い**

兄が遠方に住んでいるが、疎遠である。今後、I さんの考えを確認しながら、必要であれば連絡をとるようにしていく必要がある。

2 入院時

1 | 重症心不全で末期状態の患者との ACP

📝 場面と ACP の段階等の情報

場面：病院　　対象：重症心不全の末期状態の高齢者と同居の息子

- ACP の段階：第 3 段階
- 生活状況：心不全の進行により ADL も低下してきているが、息子に支えられながら在宅生活を続けてきた
- ACP 実践者： 看護師 ・MSW

📝 事例紹介

J さん　89 歳　女性　うっ血性心不全（NYHA 分類* Ⅳ度）　要介護 3　息子と同居

　15 年前にうっ血性心不全と診断を受け、急性増悪の度に入退院を繰り返しながらも在宅生活を続けてきた。夫とは死別して独居生活を続けていたが、心不全症状が進行するたびに ADL が低下してきたので息子（3 男）が同居するようになった。息子は 2 交代の警備員の仕事を続けながら、母の心不全の悪化を防ぐために食事療法などの生活管理を頑張ってきたが、心不全の症状は進行している。昨年からは急性増悪となる頻度が高くなり入院退院のサイクルが早くなってきている。J さんは自宅でもほとんどベッド上で過ごす生活を送っているが、今の息子との在宅生活に満足を感じていると前回入院時に話していた。

　今回は夜間に呼吸困難が増強し、起坐位になっても症状が軽減せずチアノーゼが出現してきたため救急搬送となった。入院時は尿も出にくく体重が増加しており、前回退院してから 1 週間後の母の再入院に息子は大きく落胆している様子。

📝 ACP ディスカッションを担当する者としての思い

看護師・MSW の思い

　これまでの長い経過の中で、入退院を繰り返しつつも息子との穏やかな在宅生活に戻れてきたが、徐々に J さんの心不全症状が悪化してきていることに不安を感じてきた。今回

---

* NYHA 分類（New York Heart Association functional classification）
　身体活動による自覚症状の程度によって心不全の重症度を分類する指標。Ⅰ〜Ⅳ度で示され、数が大きいほど重度である。

の急性増悪は前回の症状悪化から時間も経っておらず、症状もこれまで以上に重篤な状況であり、病態が落ち着いて在宅生活に戻ることはかなり難しいのではないかと感じている。息子は夜勤の仕事をしながら心不全の勉強をして必死に介護を続けており、入院中も頻繁に見舞いに訪れている。できれば母と息子の在宅生活に戻ることができればと思うが、今後は病状急変の可能性が高く、その際の対応方法や、急性憎悪時の苦痛を緩和するための緩和ケアの導入、最期を迎える場所などの願いについて本人含めて話しておく必要があると考えている。

✏ ACP ディスカッションのゴール設定

①本人と息子の現在の病状認識の確認
②本人と息子の不安点の表出
③急変時の対応と緩和ケア導入・最期を迎える場所への思いの確認

✏ ACP ディスカッションの実際

場面設定 病室にて担当看護師が中心となり ACP を実施

▶ 本人と息子の病状認識と不安の思いを確認する（急変時の対応や緩和ケア導入、最期を迎える場所の話に入る前に、病状認識を確認しこれからの暮らしへの思いを表出していく）

発言者	ACP ディスカッションのやりとり	ポイント
看護師	Jさん、入院してこられた時よりも随分呼吸が楽になっておられるようですね。ほっとしました。	
息子	本当に、今回はこれまでで一番しんどそうで、このまま呼吸ができなくなってしまうのではないかと本当に怖かったです。落ちついてよかった。	
看護師	Jさん、**今のお身体の具合はどうですか？** 体調がとても良い時を 10 点としたら、何点ぐらいの状態ですか？	具体的に、現在の身体状況を自分で評価してもらうような声かけをする。
Jさん	うーん…6 点ぐらい。まだご飯を食べるのもしんどいです。	

看護師	そうですか。前回退院されてからすぐに病状が悪化されましたが、**何か体調の悪化に前触れ**はありましたか？	自分自身の身体の調子を振り返って客観視できるような問いかけをする。
Jさん	おしっこがあまり出なかった…。	
看護師	入院時体重がとても増えていたので、やはり尿が出なかったことは大きな原因でしょうね。**息子さんはいつもJさんの体調を気遣っておられますから、本当に驚かれたことと思います。**	息子の日々の介護をねぎらいつつ、息子の思いの表出を促す。
息子	今回は、退院したばかりでしたし、自分の管理が悪かったのかと本当に情けなくなりました。教えていただいたように食事も注意しているのですが…。	
看護師	息子さんの責任ではないですよ。Jさんは長年心不全と付き合ってこられました。**この病気は残念ながら完治することはありませんので、少しずつ病状は進んでしまうのです。** それでも、息子さんの健康管理が良いおかげで、Jさんはこうして15年病気を抱えながら自宅で生活してこられました。	息子の不安を受け止め、「残念ながら」という言葉を使いつつ、心不全の病状は完治せず進行してしまう現実を伝える。
息子	完全に治ることはないとは聞いていますが、いつか治る薬ができるのではないかと期待してしまいます。確かに、母の体調はどんどん低下している気がします。少し前までトイレは1人で行けていたのに、最近はトイレにも行けなくなってしまった。	
Jさん	もう、最近は座るのもしんどい。ごはんを食べるのも命がけ…。	
看護師	確かに1か月前の入院時には、おトイレへ1人で行かれていましたものね。	身体状況の変化を客観的に示す。
Jさん	しんどいと言い過ぎたら…家にいられなくなると思って少し我慢していた…。	

| MSW | そのお気持ちもわかりますが、やはり無理はしないでほしいです。**今回は、急に症状が悪化して、かなり怖い思いをされたとのことですが、**Ｊさんはやはりご自宅での暮らしが一番落ち着きますか？ | 今回の経験を振り返るような問いかけを行う。 |

| Ｊさん | 家で息子とのんびり暮らしたい…。 | |

| 息子 | 早く元気になって、また家に帰ろう。 | |

| MSW | そうですよね。お２人とも、このままご自宅で暮らしたいというお気持ちが強いということを先生にもお伝えしておきますね。 | |

▶ 今後の急変時における対応と緩和ケア、最期を迎える場所について

発言者	ACP ディスカッションのやりとり	ポイント
看護師	お２人ともご自宅で過ごしたいというお気持ちはわかりました。ただ、先ほどお話ししたように残念ながら病状は進んでいきます。**もしも**息子さんが不在の時に、ご自宅でＪさんの病状が**今回以上に**悪くなった時のことなども**そろそろ**考えておくほうがいいと思いますが、どう思われますか？	「もしも」「今回以上に」「そろそろ」といった言葉を使い、精神的な侵襲をなるべく与えないように気を遣いながら、自宅での急変時の対応についての思考を促す。
Ｊさん	１人の時…怖い…。	
息子	なるべく、母が眠っている時に仕事ができるようにと夜勤をしていますが、確かに今回もたまたま自分が家にいる時だったから良かったけど。	

看護師	そうなのですね。Jさんは幸せですね。でも息子さんの体調も心配です。 Jさんの心臓の状態を考えると、**これから先**、今回のように急に症状が悪化してしまうことが**増える可能性が考えられます**。かなりしんどい思いをされたと思いますが、苦しさを緩和する「緩和ケア」という選択肢もありますが、お聞きになったことはありますか？	今後の経過の予測について示しつつ、次の段階への検討を促す。
息子	緩和ケアというと、なんだかもうダメな気がします…。	
看護師	確かに、これまで緩和ケアというとそのような捉え方をされる方が多かったのですが、今の生活を穏やかに過ごすことを第一の目標とした治療やケアを重視するという考え方が緩和ケアです。**心不全という病気は完治することは難しいので**、積極的な治療というと、最終的には心臓移植や人工心臓などの治療になります。そうではなく、今の生活をできるだけ苦痛が少なく暮らせるような治療をしていく、という考え方です。	完治は難しい病気であることを伝えつつ具体的に、緩和ケアとはどういうことかについて、積極的治療と対比させて、息子と本人が想像できるように説明する。
息子	なるほど。今の母にとって心臓移植という選択肢はないでしょうし、それであれば今はもう緩和ケアということになるのかもしれませんね。	
看護師	とにかく、苦痛を少しでも和らげるための治療やケアを重視していくということを第一に考えるかどうか、という点を考えていただければと思います。**Jさんはどう思われますか？**	息子だけでなく、本人の思いを表出できるよう問いかける。
Jさん	しんどいのは嫌…苦しくないようにしてほしい。	
看護師	わかりました。苦しさを緩和するための治療やケアを受けつつ、なるべくご自宅で過ごすということをお2人の目標として、これから先生や訪問看護師さんたちとも話を進めていきますか？	本人と息子のこれからの目標について再度確認する。
息子	それは、私たちの一番の願いです。	
Jさん	なるべくしんどくないように、穏やかに過ごしたい…。	

看護師	わかりました。今日お聞きしたお話は、スタッフ全員と共有させていただきますね。また退院前には訪問看護師さんたちも交えて話し合いをして、体制を整えていきましょう。それから、**これから先**、Jさんの心臓の状態がもっと悪くなってしまった場合、救急車で入院されたとしても、**残念ながらご自宅へ帰れるような安定した状態まで回復されない可能性も考えられます**。どうしてもご自宅で過ごしたいというお気持ちが強いのであれば、**救急車を呼ぶ選択も今後どうするか**考えておく必要があると思います。	ここでも「これから先」という言葉を使いながら、最期を迎える場所についての話を進める導入を行う。
息子	それは、母がしんどくなっても救急車を呼ばないで他の方法で対処するということですか？	
看護師	そうです。どうしても救急車を呼ぶと心肺蘇生をしながら病院へお連れすることになります。その場合、**もしも今後**これ以上心臓の状態が悪くなっていた場合には、**ご自宅へ退院できないということも起こりうる**ということです。	「もしも今後」という言葉を使いつつ、今後、いざという時に救急搬送された場合に考えられる事実について伝える。
息子	一度入院してしまったら、安定しないと退院は難しいということですか？	
看護師	全く無理というわけではないですが、かなり厳しい状態での退院となると、いろいろ環境を整えてからということになり、すぐにというわけにもいかない場合があります。	
Jさん	家に帰れなくなるのは嫌…。	
息子	でも、救急車を呼ぶか呼ばないかの判断がとても難しいですよね…。	
看護師	そうですね。本当にお2人で最期の時までできるだけご自宅での暮らしを望まれるのであれば、そのために、ケアマネジャーさん含め自宅での介護を支える人や在宅診療の先生ともいろいろと状況を想定しながら、**準備を進めていくほうがいい**と思います。そのような準備をはじめる時期としては、**今回の入院は1つのいい機会かもしれない**と思って、今このようにお話しさせていただいています。	いざという時の準備をはじめる時期であることを伝える。

息子	そうですか…。母も弱ってきているのはわかりますし、確かにこれからのことをもう少ししっかりと準備を進めていったほうがいいですね。いろいろ考えてくださってありがとうございます。

MSW	いろいろと、お気持ちをおうかがいできてよかったです。これからのことについて、関係者の方とも情報を共有しながらいろいろ準備を進めていきましょう。ここでお話をうかがったことについては、先生やスタッフと共有しておきますね。

✎ カルテや支援記録への記載内容

▶ 説明の内容
　Jさんと息子の病状認識を確認したうえで、今後の暮らしへの願いについて思いの表出を促した。Jさんと息子の願いとしては、少しでも苦痛が少なく自宅で2人の暮らしを続けたいということ。また、緩和ケアについての説明を行い、今後症状が進行した場合、いざということが起こることも想定し、急変時の救急搬送や最期を迎える場所について、どのような願いであるかを、在宅介護の関係者も含めて考えはじめる時期であるということについても説明した。今後は関係者間で情報を共有して話し合いを進めていく。

▶ 現時点での本人の思い
　なるべく自宅で息子と2人で、苦痛なく暮らし続けたい。

▶ 現時点での家族の思い
　今のJさんの状態では心臓移植といった積極的治療を選択できるとは考えていない。緩和ケアについて理解され、できるだけ母と2人で自宅にて穏やかに暮らし続けたいと考えている。今後の症状の進行の可能性も受け入れ、急変時の対応についても考えなければならないという思いになっている。

2 ｜ 中等度認知症で糖尿病の患者との ACP

✎ 場面と ACP の段階等の情報

場面：内科病棟にて　　対象：糖尿病で中等度認知症の高齢者

● ACP の段階：第 3 段階

● 生活状況：独居、妻は 10 年前に他界し長女家族は自転車で 15 分のところに住んでいる

● 状態：中等度認知症（HDS-R 16 点）

● ACP 実践者：病棟看護師

✎ 事例紹介

Ｋさん　82 歳　男性　2 型糖尿病　認知症

　Ｋさんは 50 代で 2 型糖尿病を発症し、内服による血糖コントロールを続けている。5 年前に血管性認知症と診断されたが、介護保険サービスの利用と長女が通いで介護しながら独居での生活を続けてきた。食事は配食サービスを利用し、どうにか血糖コントロールができていた。しかし 1 か月前より食べたことを忘れて、近所にあるパン屋で日に何回もあんぱんを買ってきて食べるようになった。3 日前の朝、ヘルパーが訪問したところ意識障害がみられ、救急車で搬送されて入院となった。入院時の血糖値は 622mg/dL で高血糖による意識障害であった。その後点滴加療によって、血糖値も落ち着き意識障害も改善した。今後、退院後の暮らし方について検討していく必要性がある。

✎ ACP ディスカッションを担当する者としての思い

　ケアマネジャーからの情報では、以前から施設入所をすすめてきたが、娘が説得しても本人は「施設には入りたくない」と話していた。しかし、認知症症状も進んできており、今回のように意識障害といった危険な状況を繰り返す可能性が高い。これから、退院後の暮らし方について検討していくために、Ｋさんと長女と話し合いの機会を設け、Ｋさんの判断力を見極めるとともに、コミュニケーション方法を工夫して本人の意思表出を促し、できる限り願いを実現できるように検討していきたい。

✎ ACP ディスカッションのゴール設定

①本人に自宅での生活状況や健康管理について確認し、判断力を見極める

②本人の療養場所への願いを確認する

③長女の思いと介護力について確認する

✏ ACP ディスカッションの実際

場面設定 入院3日目。病棟の面談室にて。長女には事前に電話で退院に向けての話をしたい旨を伝え、来院してもらった

▶ Kさんの判断力の見極めと療養場所への願いを確認する

発言者	ACP ディスカッションのやりとり	ポイント
看護師	Kさん、こんにちは。調子はいかがですか？	認知機能に配慮した会話を工夫し、信頼している長女とともに話をすることで、本人が安心して話ができる環境をつくる。本人の名前を呼んで注意を向け、ゆっくりとしたペースで、短い言葉で一つずつ話を進めていくことで、会話のやりとりはできており、自身の意思を伝える力はあると判断する。
Kさん	だいぶ良い。	
看護師	Kさん、入院して今日で3日目ですが、入院した時のことは憶えていますか？	
Kさん	入院してるんか？	
看護師	そうです。Kさんは血糖値が高くなりすぎて入院されました。	
Kさん	いつ帰れる？	
看護師	だいぶ良くなったので、退院に向けてお話をしたいのですが、よろしいでしょうか？	
Kさん	はい、大丈夫です。	
看護師	Kさん、お家での生活について教えてください。血糖のお薬についてはどうされていましたか？	本人と長女との話に食い違はあるが、あえてそこは指摘しないことで、本人が安心して話せる環境をつくる。他者に支援を受けながら内服や食事をしていることを自ら話していることから、自身の生活状況について、大まかには理解していると考えられる。ただ、生活状況について1人で正しく把握することは難しくなっていると考えられる。
Kさん	この子（娘）が来てくれています。	
看護師	Kさん、食事についてはどうされていますか？	
Kさん	この子が来てくれたり、ヘルパーだったり…。	
長女	私が毎朝仕事前に通って、朝ごはんと薬は飲ませています。夕方の薬は準備だけして帰るんですが、飲めてたり、飲めてなかったりです。昼と夕方の食事はヘルパーさんでなく、宅配してもらってます。	

| 看護師 | そうですか。娘さんが毎日通っておられるんですか。Kさん、心強いですね。娘さんのことは頼りにされているんじゃないですか？ | 本人にとって重要他者である長女の存在について内省を促す。 |

| Kさん | まあ…。 | |

| 看護師 | Kさん、**最近はあんぱんがお好きでよく召し上がっているとうかがいましたが…。** | 今回の入院の原因となった食事についての認識を確認する。 |

| Kさん | 糖尿もあるし…。時々ですよ。甘いものがほしくなる時があるんです。先生も時々ならいいと言ってました。 | 糖尿病で食事制限が必要であることは理解できているが、正しくは理解できていない。 |

| 看護師 | Kさん、今回その糖尿病が悪くなって入院することになりました。とても危険な状態だったんですよ。 | |

| Kさん | そんなことはない。 | |

| 長女 | お父さん、忘れているだけなんですよ。前から1人で暮らすのはもう無理って…。 | |

| Kさん | そんなことはない。 | |

| 看護師 | 娘さんもとても心配されていたんですよ。Kさん、**なぜ今のお家で暮らしたいんでしょうか？ お1人で不便なことはありませんか？** | 本人が大事にしていることについて内省を促す。 |

| Kさん | わしの家じゃし…。 | |

| 長女 | 父は子どもの頃から賃貸でしか暮らしたことがなかったとよく話していました。自分で家を買ったことが自慢なのだと思います。 | |

| 看護師 | そうですか。Kさんにとって今のご自宅はとても大事な場所なんですね。
Kさん、Kさんのお気持ちはわかりました。 | 本人が大事にしていることについて確認する。 |

▶ **長女の思いと介護力について確認する**

発言者	ACP ディスカッションのやりとり	ポイント
看護師	ところで、娘さんがご実家まで通われていて、毎日は大変ではないですか？	長女の介護負担感について、慰労し、確認する。
長女	時々は娘（Kさんの孫）が代わってはくれますが、私もまだ仕事をしてますし、正直体力的に大変です。もうすぐ60（歳）ですし…。 過去に私の家で一緒に暮らそうって話したこともあるんですが、本人が嫌がって…。 頑固なところがあるんです。	
Kさん	1人で大丈夫と言ってるのに…。	
看護師	お仕事はフルタイムのお仕事ですか？ 他に、お手伝いをいただけるご家族はおりませんか？	介護している長女への支援環境を確認する。
長女	はい。市内にある会社で事務をしています。 私は1人娘なので…。他に頼める人はいないんです。夫もまだ仕事をしていますし…。	
看護師	娘さんは、**お父様がご自宅で生活を続けたいと思っておられることについて、どのように考えておられますか？**	本人の願いについて、長女の思いを確認する。

長女	家がとても大事だという気持ちはわかります。母との思い出もありますし…。近所には、少ないですけど友達もいて、時々顔を出してくれています。 でも、ケアマネジャーさんもそろそろ限界ではと言っていますし…。	
看護師	お父様にとって家は奥様の思い出があったり、お友達が近くにいたり、特別な場所であると感じておられるんですね。ただ、今の状態もご心配ですね。娘さんのお気持ちもわかりました。 Kさん、本日お話しした内容はカルテに残しておきますね。そして、主治医やケアマネジャーさんたちにも入っていただいて、今後のことについて一緒に考えていきたいと思います。よろしいでしょうか？	話した内容についてカルテで共有することを確認するとともに、今後、在宅でサポートをしてきたスタッフとともに支援方法を具体的に考えていくことを伝える。
Kさん	そうですか。	
長女	よろしくお願いします。	

✒ カルテや支援記録への記載内容

▶ 説明の内容

　本人と長女から入院前の生活について確認した。詳細な部分では本人と長女との話には食い違うところもあるが、内服管理や食事について長女やサービスの世話になっていること、糖尿病で食事の制限があるという認識をもつことはできている。ただ、健康管理の面で安全に生活するための適切な判断をするのは難しい状態である。家族の介護体制は長女ほぼ1人である。

▶ 現時点での本人の思い

　自身ではじめて購入した家に対して特別な思い入れがあり、自宅での生活を強く望んでいる。本人は1人での生活を続けることができると思っている。

▶ 現時点での家族の思い

　長女は父親にとって家が特別な場所であることは理解しているが、認知症症状の進行とともに、独居での生活は難しくなってきていると感じている。毎日通いで介護をしているが、体力的に負担が大きくなっている。

3 | 重度の脳梗塞後遺症患者との ACP

🔖 場面と ACP の段階等の情報

場面：入院中の病室にて　　対象：脳梗塞患者（重度後遺症）
- ACP の段階：第 2 段階　　● 生活状況：妻と息子と同居
- ACP 実践者：看護師

🔖 事例紹介

L さん　66 歳　男性　脳梗塞後遺症　自営業

　L さんは 7 年前より高血圧、脂質異常症と診断され、薬物療法を行っていた。今回、脳梗塞を発症し、緊急入院した。発症後 5 日が経過し、意識レベルは JCS＊0 に回復し、状態は落ち着いてきた。しかし、右片麻痺により右上下肢が思うように動かせていない。また、構音障害があり、コミュニケーションも難しい状況である。L さんは自営業（酒屋）をしており、家族の大黒柱である。家族も L さんの後遺症に戸惑っている。

🔖 ACP ディスカッションを担当する者としての思い

　脳梗塞発症後、全身状態は落ち着いてきたが、不完全麻痺により右上下肢が思うように動かせていない。また、構音障害があり、コミュニケーションも難しい状況である。L さんや家族はこれらの症状や、これからの生活について不安を感じているだろう。今後、どのように生活していこうと考えているかも確認し、その考えに沿った支援をしていきたい。介護保険も今まで利用したことがなく、認定調査も受けていないが、介護保険の導入が必要なのではないかと考えている。

🔖 ACP ディスカッションのゴール設定

　①本人と家族の病状認識と思いを確認する
　②本人と家族の入院前の生活を確認する
　③本人と家族が不安に感じていること、今後の生活に対する願いを確認し、それらに沿った支援を検討する

＊ JCS（Japan Coma Scale：ジャパン・コーマ・スケール）
日本で最も使用されている意識障害の評価方法。

✎ ACP ディスカッションの実際

場面設定 病室に妻が面会に来ているところへ看護師が訪室したところ

▶ **本人の病状認識と思いを確認する**

発言者	ACP ディスカッションのやりとり	ポイント
看護師	失礼します。Lさん、お昼からも体調はお変わりないですか？奥さん、こんにちは。	本人の病状を確認する。 妻にも挨拶する。
Lさん	は・・・い。	
妻	いつもお世話になっています。	
看護師	お変わりないようで良かったです。 少し右手を動かしていただいてもよろしいでしょうか。	気にかけていることを示す。 本人の病状を確認する。
Lさん	う・・・まく・・・動かない・・・。	
看護師	Lさん、ありがとうございました。思ったように手が動かせないと感じておられるんですね。	本人の思っていることを代弁者としてまとめる。
Lさん	うん・・・足も・・・。どうして、こんなことに・・・。もう・・・元には戻らないんじゃないか。	右上下肢が元通りにはならないのではないかと不安に思っている。
看護師	どうしてこのようなことになってしまったのか、元に戻らないんじゃないかと思っておられるのですね。そうですよね。急に思うように動かなくなって、不安を感じておられるんですね。	本人の気持ちを理解しようと、話を聴く姿勢を続ける。
Lさん	うん・・・。話も・・・うまく・・・できないし。	

看護師	そうですか。話しづらさも感じておられるんですね。	
妻	そうよねえ。こんなことになるまでは、商売してるし、よくしゃべってたんですよ。力仕事もねえ、頑張ってやってたよね。	入院前の本人の様子がわかる。
看護師	そうだったんですか。Lさんは酒屋さんをされているんですよね。力仕事もして、頑張ってこられたのですね。腕の筋肉もとてもおありですものね。	本人のこれまでの暮らしを理解し受け止めたことを示す。
Lさん	うん・・・。こんな身体になって・・・、生きている意味がある？ みんなに迷惑がかかる・・・。（涙ぐむ）	自律性を失い、スピリチュアルペインを感じている。 周りの負担になることを心配している。
妻	またそんなこと言って…。（涙ぐむ）	夫の発言を聞き、つらそうにしている。
看護師	（Lさんの肩に触れながら）Lさん、そこまでつらい気持ちになられているのですね。奥さんも…。お2人の今のお気持ちがよくわかりました。これからのことについて、私も一緒に考えさせていただければと思います。	タッチングをして、本人の思いを理解していることを伝える。

▶ **入院前の生活と、本人と家族が不安に思っていること、今後の生活に向けての願いを確認する**

発言者	ACP ディスカッションのやりとり	ポイント
Lさん	どこまで・・・元に戻るだろう・・・。	今後の回復の目途を知りたいと思っている。
看護師	**どれくらい回復するか知りたいと思っておられるのですね。** これからリハビリテーションを進めていくので、はっきりとしたことは言えないと思いますが、また先生や理学療法士さんから見通しを説明していただきますね。	本人が知りたいことを明確にする。

162

Lさん	あ・・・りがとう・・・。	
妻	家で暮らせたらいいんだけどね。	自宅で生活をしたいという願いがある。
Lさん	うん・・・。	
看護師	今後もご自宅で生活したいと考えておられるのですね。入院前はどのように生活されていらしたんですか？	自宅で生活をしたいという願いに合わせて情報を得る。
妻	1階がお店と倉庫になっていて、お父さんと私は、昼間は仕事をしていて、休憩や晩になると2階の生活空間に戻る感じかな。	
看護師	そうなのですね。1階がお店だということは、お仕事にはとても便利ですね。1階から2階は階段ですか？	自宅で生活するうえで不安な点はないかを確認するため、自宅の構造についてもさらに詳しく確認する。
妻	はい、とっても。でも…主人が家に帰るには、階段登れなきゃね。	
看護師	階段やトイレなどに手すりはありますか？	
妻	おじいちゃんを介護した時に、できるだけバリアフリーにしていて、手すりはあります。	
看護師	そうですか。それは安心ですね。奥さんはご自宅でおじい様の介護を担われた経験がおありなのですね。きっといろいろなご苦労もされたことでしょう。お疲れ様です。	自宅での生活にあたって、安心できる要素があることを伝える。 これまでの介護について妻をねぎらう。

妻	いやいや…。まぁーあの時は大変だったけど、主人も一緒にやってくれたこともあったし。だから、主人も家で生活できたらなぁって。	妻は夫を介護することも想定して自宅での生活を考えている。
看護師	そうですか。一緒に頑張ってこられたんですね。**そういう経験もあって、ご自宅へ帰りたいという思いもあるのですね。**わかりました。Lさんのこれからのご自宅での生活を考えると、一番の心配は階段ですかね？	本人、妻、看護師が自宅での生活をイメージできたうえで、不安な要素について確認する。
妻	そうですね。15段ぐらいあるんです。おじいちゃんの時は主人がかついだり、何人かで運んだりしました。でも、歩けたら一番いいでしょうね。	在宅生活を続けるためには、階段昇降が不安要素。
看護師	そうだったのですね。わかりました。ちなみにLさんは介護保険の認定調査を今まで受けられていないですよね？	介護保険の利用について確認する。
妻	そうです。準備したほうがいいですよね。おじいちゃんの時にやったからわかります。	
看護師	そうですか。MSWさんからも改めて説明してもらうようにしますね。 お家には他にどなたかお住まいですか？	介護保険についてMSWからも説明することを伝える。他に支援者がいるか確認する。
妻	息子がいます。仕事を辞めちゃってね。うちの酒屋でアルバイトみたいなこともしてるけど…。まあ、力仕事は任せられるけどね…。心配よねえ、お父さん。	Lさん夫妻は、息子には頼りきれないと感じている。
Lさん	うん・・・。店はどうしたらいいのか・・・こんな身体ではできない・・・。	今後仕事をどうすればいいか悩んでいる。

| 妻 | 店のことは私がいるし、どうにかするよ。 | 妻は店のことを本人の代わりに自分が背負おうとしている。 |

| Lさん | ・・・。 | |

| 看護師 | **お仕事のことも不安に感じておられるのですね。きっと奥さんに負担をかけることも心配されているのですね。** | 本人の気持ちを探索する（Yes・Noで回答しやすいようにする）。 |

| Lさん | うん・・・。 | 妻に負担をかけたくない思いを抱えている。 |

▶ **本日の話の要約と今後の検討事項について提示する**

発言者	ACP ディスカッションのやりとり	ポイント
看護師	今回お話しして、Lさんが右手足を動かしづらいなどの症状をとても苦痛に感じておられることがわかりました。これらの症状が今後どうなっていくのか、ご説明できるように準備しますね。	本日話したことを要約し、本人・妻の理解を確認する。
Lさん	は・・・い。お願いします。	
看護師	それから、今後お家で暮らしたいという願いや、お仕事のことなど心配に思われていることなども含めて本日お話しした内容をカルテに記載させていただいてもよろしいでしょうか？　**医療チームで情報共有し、Lさんたちと一緒に今後について考えていきたいと思います。**	カルテに記載することに同意を得る。 医療チームで情報を共有し、一緒に検討することを伝える。
Lさん	は・・・い。	
妻	よろしくお願いします。	

| 看護師 | 何か他にご質問はありませんか？ | 質問しやすい雰囲気をつくる。 |

| Lさん・妻 | 特にないです。 |

| 看護師 | お時間いただきありがとうございました。 |

 ## カルテや支援記録への記載内容

> ▶ 説明の内容

Lさんは右上下肢麻痺と構音障害の症状をとても苦痛に感じている。これらの症状が今後どこまで回復するのか心配しており、医師・リハビリテーションスタッフからのLさん・家族への説明を依頼した。Lさんの今後の回復によって、仕事に大きな影響が出てくる。仕事は酒屋を経営しており、今は妻が代わりに仕事を取り仕切っている。息子も手伝っている。

退院後は自宅での生活を望んでいる（妻は介護の経験がある）。自宅は1階が店舗と倉庫で、2階が生活空間（トイレ、階段等に手すりあり）になっている。1階から2階は階段（15段程度）を利用するため、この階段昇降を不安に感じている。

また、介護保険の認定調査は未申請のため、MSWからLさん・家族への説明を依頼した。

> ▶ 現時点での本人の思い

Lさんは酒屋を経営しており、発症前は接客や力仕事もしていたため、右上下肢麻痺と構音障害があるままでは「生きている意味がない」とも感じている。重度の後遺症となる可能性もあり、今後の症状の回復を支援するとともに、スピリチュアルペインの緩和も必要である。

> ▶ 現時点での家族の思い

妻はLさんの代弁者になったり、自宅でLさんの介護を望むなど、Lさんを支えようとしている。Lさんが心配している仕事のことも自分で背負おうとしており、今後妻への負担がかかりすぎないか懸念される。息子が妻をサポートできる存在になれないか確認していく必要がある。

4 | コントロール不良の糖尿病の患者との ACP

場面と ACP の段階等の情報

場面：入院時　　対象：糖尿病患者

● ACP の段階：第2段階　　● 生活状況：妻と2人暮らし

● ACP 実践者：医師・看護師

事例紹介

M さん　71歳　男性　2型糖尿病

　20年程前より2型糖尿病を患っており、現在はインスリン治療を行っている。糖尿病の合併症としては、末梢神経障害、血流障害、糖尿病網膜症による視力障害が生じている。4か月前から妻にすすめられ、健康のためウォーキングをしていた。2か月前に左第1・第2足趾に胼胝が出現していることを妻が発見。その後、同部位より潰瘍が出現した。近医にて処置と抗菌薬の投与が行われたが、左足が腫脹、前日より黒色の壊疽が出現した。入院後、抗菌薬を変更し感染のコントロールを行ったが、創部の治癒傾向は認めず。左第1・第2足趾壊疽のため小切断術が必要となった。喫煙を30本/日を40数年続けていた。

ACP ディスカッションを担当する者としての思い

医師・看護師の思い

　下肢切断となった糖尿病患者では、著しい QOL の低下がみられる。今回 M さんははじめて切断術を受けることになる。インスリン治療やウォーキングに取り組むなど、M さんなりに努力してきたのに、結果的に足趾を切断するに至っている事実をどのように受け止めるだろうか。

　また、今回は小切断術だが、今後大切断術を行う可能性もある。そして、大切断術を受ける患者は、死亡率がきわめて高い。このような事実を知った時に M さんはどのような思いをもつだろうか。また、今回妻が足病変の発見者となったが、下肢切断となると複雑な思いをもつだろう。M さん、妻ともに心理面のケアが必要である。

ACP ディスカッションのゴール設定

　①本人と妻の病状認識とその思いを確認する

　②本日の説明に対する本人と妻の思いを確認し、その思いにできるだけ寄り添う

　③今後の治療や生活に対する願いを確認し、それに向けた支援を検討する

✏️ ACP ディスカッションの実際

場面設定 病棟の面談室で医師と看護師が本人と家族に今後の治療について説明する

▶ 本人と家族の病状認識を確認する

発言者	ACP ディスカッションのやりとり	ポイント
医師	M さんこんにちは。奥さんもお越しいただきありがとうございます。今日は M さんの病状についてお話しし、M さんや奥さんのお考えをうかがったうえで、今後の治療や生活を一緒に検討していきたいと考えています。よろしくお願いします。看護師の代表として担当看護師の□□さんにも同席してもらいます。よろしいでしょうか？	本日の面談の目的を説明する。 同席者についても同席理由とともに説明する。
M さん	はい、よろしくお願いします。	
医師	M さん、体調はいかがですか？	本人の体調と病状認識を確認する。
M さん	体調自体はどうってことありません。足のほうは、指が黒くなっていて、治るのかなと思います。歩いた時とか、処置の時に少し痛みます。これは仕方ないですけどね。足から液体が出てくるから、それを抑えないといけなくてパッドとか当てているのが大変です。	壊疽している足趾について、治るのかどうか心配している。足趾の痛みを「仕方がない」と表現している。
医師	体調が落ち着いているようで良かったです。 黒くなっている足の指が治るかどうか心配されているのですね。足の痛みは、痛み止めなどは必要ないですか？	気にかけていることを示す。 本人が気がかりに思っていることを確認する。
M さん	はい。痛みは大丈夫です。やっぱり、あまり痛みも感じにくいんですね、きっと。目もよく見えていないし。	神経障害や糖尿病網膜症の影響を感じている。

| 妻 | 先生、足の黒くなっているところは治るのでしょうか？ | 妻も壊疽している足趾について、治るのかどうか心配している。 |

| 医師 | 足の指がどうなるのか気になられていますよね。今日はその足の指の治療について**大事なご相談があります。** | 本人・妻の気がかりに寄り添う。これから話す内容が重要な話であることを伝える。 |

| Mさん | 大事な相談ですか…。 | |

▶ 病状について説明し、今後どう過ごしたいか確認する

発言者	ACP ディスカッションのやりとり	ポイント
医師	これからの治療方針についてご相談していきたいのですが、まずは**Mさんの今の病状について残念なことをお伝えしなければなりません。** Mさんは20年程前から2型糖尿病を患っておられて、現在はインスリン治療に取り組んでおられますね。また、4か月前よりウォーキングもはじめられて努力されていると思います。 しかし、糖尿病の合併症として、末梢神経の障害によって傷があっても痛みがわかりにくい知覚障害が起きています。また、血液の流れが悪くなり、2か月前に左足の親指と人差し指にタコが出現しました。これは奥さんが発見してくださいました。Mさんには知覚障害だけでなく、糖尿病による視力の障害が生じていて、見えにくいためご自分で気づけなかったと考えられます。その後、指のタコから潰瘍ができて、〇〇医院で治療をしましたが、指は壊疽した状態になりました。入院後も抗菌薬を変更し感染のコントロールを行いましたが、**治すのは難しい状況です。感染は足の指から全身に広がり、命を脅かす可能性が出てきました。そこで、Mさんの命を守るためにも、左足の親指と人差し指を切断することが必要になってきました。**	本人に心の準備ができるような言葉をかける。 本人が努力していることを伝える。 本人に病状をわかりやすく説明。

| Mさん | 切断って…。 | ショックを受けている。 |

| 妻 | 何とかならないんですか？　今までの治療じゃもうだめなんですか？ | |

| 医師 | はい。これまでなんとか切断という方針を回避するように治療を続けてきましたが、**残念ながら、このままにしておくと、菌が全身に広がって、命の危険も生じます。** | 本人が心の準備ができるような言葉をかける。
病状について誠実に説明する。 |

| 妻 | そうなんですね…。 | |

| 看護師 | 切断という言葉はショックが大きいですよね。それに加えて、急に命の危険という話を聞かれてとても驚かれていますよね…。 | 本人・妻の気持ちに配慮する。 |

| Mさん | …本当は、こんな足の状態ではどうなってしまうのだろうって、うすうす思っていたけど、でも気づかないふりをしていました。 | |

| 看護師 | Mさんも足の状態を見て、心配されていたんですね。 | 本人の気持ちを理解する。 |

| Mさん | 糖尿病ってずっと言われながら、好き勝手なことしてきたからなあ…。 | |

| 看護師 | （沈黙） | 沈黙の間をとる。 |

| Mさん | あー。（沈黙）
生きるためには切るしかないってことはわかりました。足の指を切っても、歩くことはできるのですか？ | |

医師	はい、できます。ただ、術後は体重がかからないような装具を使用します。やはり足の指の切断となると、バランスも崩れますし、残った指の脱臼や骨折の可能性もあるので、それを起こさないような靴を使います。	生活に必要な情報を伝える。
Mさん	そうですか。	
医師	**今後のもしもの場合ということを想定して、厳しい状況をお**話ししておくと、できるだけ避けられるように一緒に治療を頑張っていきたいと思っていますが、数年後に今回切断する左足をさらに切断する、大切断術と呼ばれる手術が必要になる可能性もあります。	本人に心の準備ができるような言葉をかける。 病状について誠実に説明する。
Mさん	…また切断って…。そしたら、歩けなくなるってことですか？	
医師	はい。**残念ながらご自分の力だけでは難しくなります。**この大切断術の場合、バランスを考えて膝あたりで切断となります。そこに義足をつけて歩行されている方もいらっしゃいますし、車いすで生活される方もいらっしゃいます。	誠実に説明する。 生活に必要な情報を伝える。
Mさん	膝あたりですか…。	
医師	はい。（沈黙） この大きな切断術について**少し覚悟をして聞いていただきたいことがもう1つあります。**	沈黙の時間をとる。 本人に心の準備ができるような言葉をかける。
Mさん	はい。	
医師	この大きな手術をした場合、残念ながらその後に亡くなられる割合が高いのです。	誠実に説明する。
Mさん	残念ながらって…。（沈黙） どうしてそんなことに！（涙ぐむ）	行き場のない怒りが表出された。

| 看護師 | どうして自分がこのようなことに…と思われますよね。 | 本人の思いを理解しようとする。 |

| Mさん | （うなずき、しばらく沈黙） | |

| 看護師 | （本人の背中にそっとタッチングをする） | タッチングにより気持ちに寄り添いたいことを伝える。 |

| 妻 | そうならないようにするには、どうしたらいいんでしょうか？ | |

| 看護師 | これを行えば必ず回避できるというわけではないですが、毎日足の観察をしていただくこと、足の清潔を保つことなどがあります。また今後ご説明しますので、**Mさんも奥さんも一緒に実践していただけたらと思います。** | 一緒に取り組んでもらいたいことをわかりやすく説明する。 |

| 妻 | わかりました。 | |

| Mさん | （うなずく） | |

| 看護師 | 今後の治療やケア、暮らしについて、何か願いはありますか？ | 具体的に考えてもらうことを提示して、本人・妻の願いを確認する。 |

| Mさん | （沈黙）とにかく歩けたらね。そして大きな切断にならなければね。 | |

| 看護師 | 大きな切断は避けられるように、これからの生活を整えていきたいと思っておられるのですね。お力になれるように私たちも頑張ります。 | 本人の思いを受け止めたこと、サポートしていきたいと思っていることを明確に伝える。 |

| Mさん | ありがとう…。（涙ぐむ） | |

▶ 本日話したことの要約と今後の検討事項について提示

発言者	ACP ディスカッションのやりとり	ポイント
医師	本日は今までの経過と左足の親指と人差し指の切断術が必要となることをお話しました。また、今後さらなる切断となるリスクを回避するためにも、一緒に治療に協力していただくことについてお伝えさせていただきました。 ひとまず術後悪化を防ぐためのケアについては、改めて看護師さんから説明してもらいます。よろしいでしょうか？	本日の話を要約し、本人・妻の理解を確認する。
Mさん	はい。わかりました。お願いします。	
妻	どうぞよろしくお願いします。	
医師	何か他にご質問はありませんか？	質問しやすい雰囲気をつくる。
Mさん・妻	特にないです。	
看護師	これから、私たちも一緒にMさんの足のケアをさせていただきますので、本日のお話の内容についてはスタッフ全員で共有できるようカルテに記載しておきますね。	ともに治療に取り組むということを伝え、カルテで情報を共有することを確認しておく。
医師	それでは、本日のお話を終了したいと思います。ありがとうございました。	

🖊 カルテや支援記録への記載内容

▶ **説明の内容**

　今までの経過と左第1・第2足趾壊疽のため小切断術が必要であることを説明した。また、今後大切断術なども必要であることを本人・妻へ説明した。フットケアについては、看護師より本人・妻へ説明予定。

▶ **現時点での本人の思い**

　左第1・第2足趾を切断することにショックを受けている。今後、不安や切断による喪失感が生じてくると考えられるため、心理面のケアを行って行く必要がある。

▶ **現時点での家族の思い**

　妻も左第1・第2足趾を切断することにショックを受けている。面談中はあまり話さなかったため、妻1人で話を聞くことも必要かと考える。

5 | 大腸がんの終末期で入院中の患者家族との ACP

場面と ACP の段階等の情報

場面：消化器内科病棟入院中 　　対象：大腸がんで終末期の患者の家族
- ACP の段階：第 3 段階 　● 生活状況：妻と 2 人暮らし
- ACP 実践者： 医師 ・看護師

事例紹介

N さん　75 歳　男性　大腸がん　終末期

　N さんは、10 年前に大腸がんを発症後、手術・化学療法と闘病を続けてこられた。しかし、半年前に肺と骨への転移がみられたため、化学療法は中止となった。その後は日に日に痛みが増強し、在宅での疼痛マネジメントが困難となってきたため、本人の願いによって 2 週間前より消化器内科病棟に入院して療養している。痛みが強くなってきたためモルヒネの持続注射が開始となり本人の痛みの訴えはなくなってきたが、衰弱の進行ともあいまって傾眠状態になっている。本人が覚醒しているタイミングで問いかけると、「痛みはない」との返答が聞かれるが、見舞いに訪れる家族の表情はさえない。現在の内容での疼痛マネジメントは本人の QOL 維持には重要と考えるが、家族にも状況を理解して納得してもらったうえで、最期の時間を穏やかに過ごせるような支援が必要である。

ACP ディスカッションを担当する者としての思い

医師・看護師の思い

　本人の QOL 維持のためには、現在のモルヒネ投与量は必要であると考えられる。うとうと傾眠状態が強くなっているのは、モルヒネの影響だけではなく衰弱が進み残りの時間が短いことを示しているとも考えている。家族が面会に来ても本人と会話をすることが難しくなってきている状態で、家族の不安が強い様子である。本人の願いを推定しながら家族も満足した本人との穏やかな最期の時間を過ごすための支援について考える時期だと考えている。家族の思いを聞きながら、本人の願いも踏まえて今後の方針を考えたいと思う。

ACP ディスカッションのゴール設定

①家族の現在の思いや不安を確認する
②本人の身体状況の理解を促す
③今後の見通しを伝えながら、家族でできるだけ穏やかな時間を過ごすように理解を得る

✎ ACP ディスカッションの実際

場面設定 妻が面会に来た時に、病棟の面談室にて

▶ 家族との面談により、思いや不安を確認する

発言者	ACP ディスカッションのやりとり	ポイント
看護師	奥さんこんにちは。毎日ご苦労様です。今 N さんは痛みも和らいで、うとうととお休みになられているように見えましたよ。	
妻	こんにちは。いつもありがとうございます。また寝ていますか。ここのところなかなか目をあけてくれなくなってきました。	
医師	ご本人のご様子を見ておられていかがですか？ 少し変化してきているなと思うのですが、**ご家族は見ていてどうでしょうか？**	家族が大切な人を見ていて、どう捉えているのかたずねる。
妻	だんだんと弱ってきているような気がします。	
医師	**どんなところが弱って**きているなあと、見ておられて思われますか？	どのような変化を感じているのか、家族に具体的に表現してもらう。
妻	うとうとしていることが多くなっているような気がします。特に、モルヒネの注射が開始されてから急に弱っているような気がするので、とても心配しています。もう少しモルヒネを減らせば、はっきりとするのではないでしょうか？	弱っているのは薬のせいではないかと感じる家族は多い。
医師	弱っているのはモルヒネを開始したせいではないかと**心配されているのですね**。そうおっしゃるご家族はたくさんおられます。**痛みに関しては、ご家族はどのように感じておられますか？**	たとえ医学的な判断とは異なっていたとしても、家族の気持ちは受け止める。 同時に、本人の痛みは家族からどのように見えているかも確認する。

| 妻 | 痛みはモルヒネを開始してからあまり感じていないようです。 | |

| 看護師 | そうですね。Ｎさんはここのところは、夜中に痛みで目が覚めることもないようです。また、眉間にしわが寄ったり、口元に力が入ったりしておらず、穏やかな表情をされていることが多いように感じます。表情からも苦しさは感じておられないと思います。 | なぜ痛みがないと判断しているのか、その観察しているポイントを具体的に説明する。 |

| 妻 | そうですか…それなら良かったです…。 | |

▶ **本人の今の病状と見通しを伝えつつ、残りの時間を悔いなく過ごすための話し合いを進める**

発言者	ACP ディスカッションのやりとり	ポイント
医師	ご本人は確かにとても穏やかな表情で過ごされていると思います。私たちは、**これからの時間は１日１日がご本人・ご家族にとってとても大切になってくる**と考えています。奥さんとして何か願いはありますか？	今の時間がどれだけ大切かを伝えつつ、これからについての話を進めるため家族の願いを聞く。
妻	できるだけうとうとしないで、話ができるようにできませんか？ せっかく付き添っているので、最後まで話ができるようにしてほしいと思っています。それはできないのでしょうか？	
医師	確かに、大切なご家族ですから最後まで話がしたいということは当然ですよね。**しかし、ご本人の様子を考えると、かなり残り時間が少なくなっている状況と考えられます。大変つらいことなのですが、**いつというところまで予測することは難しいのですが、病状の変化は週単位というよりは日にち単位という状況です。日にち単位の病状とは、今日と明日とでは大きく病状が変化する可能性があるという病状だということです。ある意味、急に命の問題になってもおかしくない状況とも言えます。逆に言うと、**それぐらい厳しいからこそ、**身の置き所のないようなだるさが出てきていると言えます。このだるさは治療することがとても難しく、少しうとうとできるほうがご本人にとっては楽とも言えるような状況なのです。	予測される生命予後について説明する。いつという説明をするよりも、病状の変化がどの程度の時間単位で起こってくるのかを説明する。そのことによって、今後の家族としての願いを確認することにつなげる。

妻	そんなにも厳しい状況なのですね。だからこそ、このような苦しさが出現するのですね。日にち単位で悪くなっていくのであれば、できるだけ毎日、病室をのぞくようにします。	
医師	お付き添いについてはどのようにお考えでしょうか？　ご家族によっては、命の長さが1週間厳しいようなら付き添いを考えられる方もおられれば、仕事も忙しく最期の1日・2日しか付き添えないとおっしゃるご家族もおられますが、**どのようにお考えでしょうか？**	最期の時の付き添いについて、家族（特にキーパーソン）はどのように考えるのか、たずねてみる。
妻	そうですね。家族で一度相談し、また改めて早いうちにお伝えしようと思います。ただ、今週末に遠方の実家にいる本人の兄弟が病院に来るのですが、これまであまり病状を伝えてこなかったので、その時には本人の意識がはっきりして、話ができればと思っているのですがどうなのでしょうか？	
医師	日にち単位の状況なので、今週末はどうなっているのか、我々にもわからないような状況なのです。もし会っておいたほうがよい方であれば、週末を待たずにできるだけ早くに来ていただいたほうがいいと思います。**ご本人は会っておきたいとお考えなのでしょうか？**	本人はもともとどういう考えであったか、家族に考えてもらうように質問を投げかけている。
妻	いいえ、もともと疎遠だったので、あまり連絡しなくていいと本人は言っておりました。本人は亡くなった後に連絡すればいいと言っておりました。	本人の願いとしては、会っておきたい人物ではないかもしれない。
医師	ご家族としては、この後の親戚付き合いもあるので、連絡しておきたいとお考えかもしれませんが、**ご本人は別に会いたいわけではないかもしれないと考えられるということでしょうか？**	本人の意思を家族に推定してもらう。
妻	今はどう考えているのかはよくわからないのですが、これまでの関係や本人が常日頃から言っていたことから考えると、特段、話しておきたいことや言っておきたいことがあるとは思えません。それよりも、もうあまり苦しみたくない、ずっと寝かしてほしいと望んでいるような気がします。	

医師	わかりました。それではできるだけ苦しさが出ないように治療していきましょう。少しうとうとしていたとしても、できるだけ苦痛が出ないようにみていきます。**もしご本人と少し会話ができるようになれば、**その時に苦痛を和らげる治療についての願いは、**引き続き確認するようにしていきます。**うとうとしていること自体が苦痛であるなら、眠気を誘うような薬はできるだけ減量しますし、うとうとしているほうが楽であるならば、そのままみていくようにします。

今後の治療の目標は、本人に苦しさがないことが最も大切な視点であることを、家族と共有するようにする。逆に、苦しそうでなければそのまま様子をみていいことも伝える。

妻	はい、そうしてください。 あと、家族としては本人にしてあげられることは、何かないのでしょうか？ 何もしないでそばにいることは、とてもつらいんです。

医師	かなりうとうとされておられますが、**最後まで耳は聞こえていると言われています。**時々、大きな声でなくていいので、名前を呼んでいただいたり、そばにいることをお伝えいただいたりすると安心されると思います。 また、時々、手を握ってあげたり、足をさすってあげたり、聞き慣れた声がしているとか、**家族の気配があるだけでも、喜ばれると思いますよ。**

家族にとって、本人にしてあげられることを伝え、愛する人の家族としての役割を感じることができるように援助する。

妻	そうなのですね。話ができなくなると、そばにいても、してあげることが何もないと思っていましたが、そうではなく本人はわかってくれていることを聞いて嬉しいです。

看護師	Nさんはもともとどんなことがお好きな方だったのでしょうか？ 人となりというか、お元気な時はどのような方だったのでしょうか？

家族に対し、本人のためにできることに思考を巡らせられるような問いかけを行い、満足いく最期の時間の準備を進める。

妻	そういえば、ビールを飲みながら、美空ひばりのビデオを観るのがとても好きな人だったです。あと、魚釣りも大好きな人で、毎週末にはいつも港まで自転車で行って、朝から昼過ぎまで釣り糸を垂れていました。少しぐらいビールを飲ませてやることはできないのでしょうか？

PART
2
ACP実践 ③ 場面別ACPの実践 **2** 入院時 **5** 大腸がんの終末期で入院中の患者家族とのACP

179

医師	現在の状況で、ビールをグビグビと飲んでいただくことは難しいでしょうね。でも、綿棒にビールを浸して、口唇や歯茎を濡らしてあげると**喜ばれるかもしれませんね**。また、現在、個室にいてもらっているので、美空ひばりの CD を流してもらってもいいですよ。**きっと喜ばれると思います。**	本人の嗜好や願いをできるだけ尊重する。たとえ意識レベルが低下したとしても、その人の生きてきた人生を尊重し、その人らしさを大切にしながら、家族とともにケアを考えていく。

妻	そうですね。明日、缶ビールと CD を用意して持って来ます。

医師	あと、もしよろしければ、**ご本人が旅立たれたあと、お帰りになる際のお洋服もご準備していただいてもよいかもしれません。**急な時には、バタバタしてしまうかもしれませんので、前もって考えていただければと思います。何かご本人らしいお洋服とか、着せてあげたいものなどはありませんか？

妻	そうですね。先ほどお話ししたように、魚釣りがとても大好きな人だったので、いつも着ていた魚釣りの格好をさせてあげると本人は喜ぶかもしれません。家族でプレゼントした帽子と魚釣り用のジャケットがあります。本人はとても気に入っていて、いつもその格好で週末に出かけていました。

看護師	そうですか。それではそれも、**事前に持って来ていただければ、スタッフ全員に申し送っておきますので。**

妻	本人らしさを大切にしていただき、家族としては本当にありがたいです。この病院の方々に大切にしていただいているのだなと感じ、感謝しております。

看護師	どうぞ N さんのそばにできるだけいてあげてください。何か気づかれたことがあったらいつでもお声がけくださいね。

🖊 カルテや支援記録への記載内容

▶ **説明の内容**

　家族に対して、本人の現在の身体状況と今後の見通しについて伝えた。傾眠状態であるのは、モルヒネだけが原因ではなく、衰弱が進んでいることも関係していること、これからは日にち単位で残りの時間の過ごし方を考えていかなければならないことについて説明し理解を得た。家族に本人が喜びそうなことを考えてもらい、実現できそうなビールと音楽 CD、お帰りの時の洋服を持参してもらうことになった。できるだけ家族と本人の時間を穏やかに過ごせる環境を設定していきたい。

▶ **現時点での家族の思い**

　うとうとしている時間が長くなっているので、これまでのようにコミュニケーションがとれないことに対して不安を感じていたが、病状を理解したことで残りの時間を大切にそばに寄り添えるよう、気持ちを切り替えられたと思われる。

3 退院前カンファレンス

1 脳挫傷による高次脳機能障害の患者との ACP

🔖 場面と ACP の段階等の情報

場面：地域包括ケア病棟（退院前カンファレンスの実施病院）にて

対象：転倒による脳挫傷治療後で高次脳機能障害のある高齢者とその家族

● ACP の段階：第 2 段階　　● 生活状況：同居の娘は仕事で日中不在のため、日中独居

● ACP の主実践者：病棟担当看護師

● カンファレンス参加者：主治医・MSW・作業療法士・介護支援専門員（ケアマネジャー）・
訪問看護師・ヘルパー

🔖 事例紹介

〇さん　85 歳　男性　高次脳機能障害　認知症（HDS-R 13 点）　要介護 3（区分変更
により要介護 1 から変更）

　受傷前にも認知機能低下があり、外出して帰宅できずに保護されることがあった。外出
時交差点で転倒し、意識消失しているところを発見され緊急入院。脳挫傷の後遺症による
高次脳機能障害がある。尿意はあり排泄動作は確立してきたが、パット内の失禁はある。
認知機能の低下があり、日常生活上さまざまな支援が必要である。退院後は日中独居とな
るため、日中の生活支援の方向性を検討する必要がある。本人がこれからどのように暮ら
したいかという明確な意思があまりわからないが、娘はこれまで通り在宅での生活を続け
たいという思いが強い。現在の本人の ADL 状況について共有し、理解を得たうえで、こ
れからの本人・娘が望む暮らしの実現に向けた在宅介護サービス検討のため、入院前のサー
ビス担当者を交えて退院前カンファレンスにて意思決定支援を行うこととなった。

🔖 ACP ディスカッションを担当する者としての思い

　短期記憶障害・見当識障害があり、自分自身の身体状況についての認識もあいまいな状
況である。尿意はあり排泄動作は見守り程度で行えるようになってきたが、食事時間の認
識もなく誘導しなければ 1 日中ぼーっとして過ごしている。日中独居となれば、食事や
内服準備、清潔ケア等の支援が必要不可欠である。また、歩行機能が改善してきており、
1 人で外出してしまうことも考えられるため、外出先での再転倒の可能性も高い。本人に
とってこれからどのような暮らしが最善なのか、本人の思いを確認するが、よくわからな
いという返答が多く、意思の確認が難しい。同居の娘は仕事で日中は不在となるが、こ

れまで通り父と2人での在宅生活を望んでいるため、できるだけその思いに沿えるように介護支援サービスを整えたいと思う。しかし本人の安全確保を考えると課題が多く、在宅での日中独居生活が果たして本人にとって最善と言えるのか、判断に悩むところである。本日は現状を担当者間で確認し、2人の望む生活に向けた支援体制を検討したいと思っている。

✒ ACPディスカッションのゴール設定

①本人と家族の現時点での病状認識について確認する

②本人と家族の退院後の生活への願いと不安について確認する（終の住処への願い）

③退院後の介護支援体制の構築

✒ ACPディスカッションの実際

場面設定 多職種で行う病院での退院前カンファレンス

▶ **本人・娘の現状の病状認識についての確認と今後の生活への願いの確認**

発言者	ACPディスカッションのやりとり	ポイント
看護師	本日は、Oさんの退院前カンファレンスにお集まりいただきありがとうございます。 今日は、入院前にOさんの在宅介護を担当されていた方々にもお越しいただきました。**退院後のOさんと娘さんの暮らしへの願いを全員で確認・共有して、どのような支援体制を準備する必要があるかについて相談していきたいと思います。**Oさんは、外出された時に転倒されて、頭を打って意識を失われて緊急入院されました。 その時のことは**覚えておられますか?**	本日のカンファレンスの目的を全員で共有。 本人の病状認識を確認。
Oさん	いや、そうだったかな？　全く覚えてないわ。なんで病院にいるのか？　早く家に帰らないと…。	
娘	お父さん、何回も説明しているのに覚えてないのね。あれだけ1人で外に出ないでと言っていたのに、結局こんなことになってしまって。今度は絶対1人で外に出ないでくださいね。	
Oさん	そんなこと言っても、パチンコ行かないとだめだしなあ。	

娘	お父さん、1人でパチンコに行くとかは、今の状態では絶対無理だから！

看護師	Oさんはパチンコがお好きだったのですね。でも、**今のご様子では、お1人でパチンコに行かれるのは心配ですね。** では、まずは主治医から現在のOさんの病状について説明してもらいましょう。	本人自身の身体状況認識がやはり曖昧であることを確認。

主治医	Oさんは、転倒されて意識がないまま緊急入院してこられました。脳挫傷で一時期脳の浮腫がみられていましたが、今は改善しています。ただ、その後遺症で脳機能の一部が今も改善されていない状況です。特に記憶を保持する力が低下しており、この状態はこれ以上改善することは難しいかと思います。右半身も軽く麻痺が残っていますが、リハビリによって、歩行や右手の動きは日常生活がなんとか送れるまで回復されています。

看護師	入院前に担当されていた訪問看護師さんから見られて、今のOさんのご様子はどのようにお感じになりますか？	入院前のADL・認知機能の変化に関する確認と共有。

訪問看護師	先ほどOさんとお部屋でお話しさせていただいて、トイレへ移動される様子も見せていただきましたが、**入院前と比べると、特に右足の動きが不安定になっているなと感じました。** 病室からトイレまでの距離は自宅より病院のほうが近いから、こちらではなんとか行ける感じですね。自宅だと段差もありますし、1部屋分歩かないといけないので、転倒しないか心配ですね。**入院前も、訪問日にご自宅にうかがうと不在のこともあって、**忘れていることもありました。Oさん、私のこと覚えていただいていますか？	「入院前と比べると」という言葉を用いて状態の変化について共有する。 入院前から忘れっぽい面がみられたことも共有する。

Oさん	いやあ、なんやいろいろ忘れっぽいから。ははは。

ヘルパー	私たちも、お昼ご飯の準備に訪問した時に、何度か不在のことがありました。忘れてパチンコへ行かれていたのですね。

看護師	そうですか。**入院前も忘れっぽくはなっておられたのですね。**それからやはり**入院前と比べると右足の動きは低下しておられるよう**ですね。Oさん、訪問看護師さんに自宅に来ていただいていたのは覚えておられますか？	入院前と現在の状況との比較を意図的に示す。
Oさん	いやあ、何人か家に昼間ご飯作りに来てくれていたような気はしますね…。	
娘	すみません。入院前も忘れっぽくなっていて介護保険サービスをお願いしていたのですが、それ以上になってしまっているようですね。	
作業療法士	やはり、脳を損傷しておられるので仕方がないと思います。毎日リハビリを頑張っておられるのでずいぶんと良くなってこられたとは思います。 **はじめの頃は、数字がわからない、言葉が思うように出てこない**といった状況でしたが、**ずいぶんしっかりしてこられました。**	入院後から現在に至るリハビリテーションの成果を共有。
Oさん	いやあ、いろいろ教えてくださるので助かっています。	
看護師	Oさん、今みんなでOさんがご自宅でどうしたら安心して暮らしていただけるかを考えようと集まっているのですが、**Oさんの心配事や願いは何かありますか？**	本人の今の思い・考えの表出を促す。
Oさん	そう言われてもね…大体のことは自分でできると思うので、そんなに心配してもらわなくても大丈夫。	
看護師	Oさんは、**ご自宅に早く帰りたいと思われますか？** 今のところ、いろいろと生活のうえで**お手伝いさせていただかなければ、お1人での暮らしは難しいと思いますが、**昼間お1人でもご自宅で過ごしたいとお考えですか？	本人だけの力で「心配事」について思考し、思いを表出するのは難しいと判断して、こちらから具体的にどんなことを聞きたいか提示する。
Oさん	そりゃ、あの家は自分で建てた家だし、仏壇もありますからな。早く帰りたいし、1人でも暮らせるよ。	

PART

2

ACP実践 ③ 場面別ACPの実践 ❸ 退院前カンファレンス ❶ 脳挫傷による高次脳機能障害の患者とのACP

185

| 看護師 | そうなのですね。**それはご自宅に早く帰りたいですよね。**娘さんは、昼間はお仕事とのことですが、何時ごろに出かけられて、何時ごろに帰ってこられることが多いですか？ | 本人の思いを声に出して再度確認する。 |

| 娘 | 私は、朝ごはんを食べさせて薬を飲ませてから、8時頃に出て、夕方6時過ぎに帰ってくる感じです。今の父の状態だと、入院前よりもの忘れがひどいし、私が不在時の昼食とお薬のこと、トイレのこと等を何とかしないといけないでしょうか？ | |

| 看護師 | そうですね。では、入院前と比べてOさんの認知機能や身体は低下しておられる状況ではありますが、**Oさんも娘さんもご自宅への退院を望んでいる**ということで、これから具体的にどのような準備を進めていくか、相談していきましょう。 | 本人の現時点での心身の状況を提示したうえで、本人・娘の願いを再度確認し、全員で共有。 |

▶ **在宅退院に向けて、本人と娘の意思決定支援を進めながら在宅介護サービスを整える**

発言者	ACP ディスカッションのやりとり	ポイント
看護師	では、Oさんの今の心身の状況や思いについて皆さんと**共有しました**ので、今後の在宅生活を**Oさんと娘さんの願いを聞きながら、どのような支援が必要か**考えていきましょう。	ここから話し合う目的について明確に示す。
ケアマネ	これまでは、週1回訪問看護でお薬のチェックと身体管理、週5日1時間の訪問介護で昼食の準備をさせていただいておりました。時々、不在のことがあって、みんなで探し回ったりすることもありましたが、大体は徒歩3分のパチンコ屋さんで座っておられました。	
看護師	そうでしたか。今のOさんの状況で、お1人での暮らしになって娘さんのご不安な点は、「お昼ご飯、お薬の内服、排泄の課題」というお気持ちをうかがいましたが、今、毎日リハビリでかかわっておられる**作業療法士さんは、この点についてどのようにお考えですか？**	娘の不安な点について確認する。在宅での本人の日中独居生活への可能性について、多職種の視点から情報を共有する。

作業療法士	毎日、数字の計算と右手足の運動を1日2回実施しています。はじめの頃に比べるとこのリハビリによって認知機能も身体機能も向上してこられているので、**できれば退院後も何らかの形でこれらのことを続けられたらと思います。**

退院後の在宅生活で継続したほうがよいケアについて提案。

主治医	脳挫傷の範囲も広かったので、認知機能がどこまで改善するか心配していましたが、思った以上に回復されたと思いますので、まだ訓練によって多少の改善の可能性はあるかと思います。ただ、また転倒してしまわれると心配ですが。

看護師	なるほど。医師・作業療法士の見解からは、在宅での生活の中でも何らかの脳機能と身体機能の訓練は続けたほうがいいということですね。**Oさんと娘さんはどのように思われますか?** Oさんは、今頑張られているようなリハビリを自宅でも続けられそうですか?

医療スタッフからの意見に対する本人と娘の考えを確認する。

Oさん	いや、もう元気ですし大丈夫と思います。

娘	お父さん、そんなこと言って。こけてから、入院する前よりもの忘れもひどくなっているし、手足も動きにくそうじゃないの。リハビリを続けたほうがいいに決まっているでしょう。

Oさん	うーん、そんなに悪いのか? そうか。 まあ、お前がそう言うなら、やるか。

娘	退院後も同じ先生に来ていただくことは可能なのでしょうか?

看護師	それは残念ながら無理なのです。

娘	そうですか…。今は毎日リハビリしてもらっていますが、退院してもそれは可能なのですか?

ケアマネ	退院後は、毎日のリハビリというのは難しいですね。訪問リハビリか、もしくはデイケアへ通所していただくということになります。

看護師	**例えば、**デイケアに通われるというのは、**いかがでしょうか？** 入浴もできますし、リハビリも可能です。	提案の際には、押しつけにならないように、必ず問いかけ・確認をする。
娘	デイケア、いいですね。その間は１人にならないし安心です。 お父さん、行ったらどう？	
Ｏさん	お前が言うなら…。	
看護師	では、Ｏさん、娘さん、一度見学に行っていただくようにして、退院後はデイケアを利用してみる方向で、リハビリの機会を確保するということで**いかがでしょう？** 娘さんの願い通り、ご自宅での生活を続けられるためにはいいのではないでしょうか？ **Ｏさんどう思われますか？　週に何回くらい行けそうですか？**	施設入所といった相談ではないことをしっかり伝え、思考の混乱を避ける。 本人と娘に再度、意思を確認する声かけを行う。 本人の認知機能を考えて、簡単に意思決定できるよう具体的な質問をする。
Ｏさん	娘がそう言うならまあ…でもパチンコも行きたいし…。	
看護師	わかりました。では、今は毎日リハビリしていますが、退院後は週３日程度にしてみますか？ **Ｏさん、パチンコに行きたいですよね。** でも、退院してしばらくは、娘さんのお休みの日に一緒に行ってもらったほうが安心ですよ。	本人の願いを受け止める声かけを忘れない。
Ｏさん	娘はパチンコ嫌いだから…。	
娘	いいわよ。しばらく歩けるようになるまでは連れて行ってあげるから。	

看護師	○さん、良かったですね。 また、訪問看護と訪問介護は入院前同様で何とかなりそうですか？　デイケア以外の日程で、調整していただいたらよいでしょうか？　あとは、トイレの問題ですね。今のところ尿意はおありですが、やはり失禁があるので、パットの交換確認と、トイレまでの移動動作を退院前に確認しておくほうがいい気がします。 **娘さんはどう思われますか？**

医療者主導ではなく、主介護者の思いを必ず何度も確認する。

娘	そうですね。一度退院前に本人の動きを確認して、手すりなんかが必要かどうか確認しておきたいですね。

看護師	それでは○さん、一度ここにいるみんなで○さんの自慢のお宅におうかがいして、○さんが安全に家の中を移動できるように準備をしましょう。**○さんよろしいですか？**

本人の気持ちを必ず確認する。

○さん	大ごとですな…よくわからないので任せます。

✎ カルテや支援記録への記載内容

▶ **説明の内容**

　現状の○さんの心身の状態を主治医や作業療法士から説明してもらい、本人・娘とかかわるスタッフで共有した。○さん本人は自分自身の心身の状況をあまり理解できていないが、娘は本日の話し合いで、○さんができること、できないことについて理解したと思われる。

　今後は、在宅介護サービスを整えるために、退院前に自宅にて家屋評価を行い、排泄動作を安全に行えるように環境を整える。また、デイケア利用によりリハビリテーションを継続できるように調整することになった。

▶ **現時点での本人の思い**

　自分の心身の状況はよく理解できていないが、自宅が自分の居場所であり、パチンコにもこれまで通り通いたいという思いがある。リハビリテーションへの意欲はある。施設入所に関しては拒否感がある。

▶ **現時点での家族の思い**

　自分自身の仕事も継続しながら、できるだけ父親と2人で父親が建てた自宅で過ごしたいと考えている。

2 | 大腿骨頸部骨折後の認知症の患者との ACP

場面と ACP の段階等の情報

場面：病院（回復期リハビリ病棟）での退院前カンファレンス

対象：本人と主介護者である同居の長男夫婦

- ACP の段階：第 3 段階　● 生活状況：自宅で長男夫婦と同居
- ACP 実践者： MSW ・担当看護師
- カンファレンス参加者：主治医・理学療法士・介護支援専門員（ケアマネジャー）・訪問看護師・デイケア担当者

事例紹介

P さん　86 歳　女性　アルツハイマー型認知症（HDS-R 18 点）　2 型糖尿病（インスリン注射コントロール中）　要介護 3

　これまで何度も自宅で転倒骨折と入院治療を繰り返してきた。今回は大腿骨頸部骨折の手術後、回復期リハビリテーション病棟でリハビリテーション中である。リハビリテーションによって見守りのもとでの伝い歩きが可能な状態まで回復しており、本人は自宅へ帰るのが当然だと思っているが、同居の長男夫婦は認知症のある P さんが今後自宅で生活することに対して不安を抱いている。転倒の度に認知機能と身体機能が低下していく P さんから 1 日中目が離せなくなってきていることと、糖尿病コントロールでインスリン注射や栄養管理が必要であるため、精神的に負担が大きくなってきている様子である。P さんは、小学校の教師として 60 歳まで勤め上げ、退職後も民生委員活動など地域の世話役を担ってきた活動的な方である。入院を繰り返す度に、認知機能は低下しているが、入院中に民生委員仲間などが見舞いに来た時にはしっかりと対応している。P さん自身には骨折への危機感がなく、転倒した時のこともあまり覚えていない。

ACP ディスカッションを担当する者としての思い

MSW の思い

　主介護者である長男夫婦は、P さんから 1 日中目が離せず在宅介護への負担感が強い様子で、今回の入院を期に介護老人保健施設などへの入所を望まれて事前に相談に来た。しかし、P さん自身は自宅へ退院するものと信じており、施設入所は到底受け入れられるとは思えない。また、施設入所という環境の変化によってさらに認知機能低下が進むのではないかと MSW 含め医師・看護師・セラピスト等の病院担当者は判断している。P さん自身の年齢や心身の状況を考えると、在宅生活が可能な時期もさほど長くは難しいかもしれないと考えている。よって、息子夫婦の不安と負担感を解消する方策を検討したうえで、

Pさん本人が強く在宅生活への復帰を求めるのであれば、在宅退院の方針で話を進める旨、カンファレンス実施前に担当者間で事前に確認している。本日のACPによって、本人の気持ちと家族の思いを確認しながら担当する医療介護スタッフとともにPさんと家族にとってより良い方向性を導き出したいと思っている。

✎ ACP ディスカッションのゴール設定

①本人の思いを確認する
②主介護者である長男夫婦の思いを確認する
③双方の思いを確認・共有したうえでより良い方向性への意思決定を支援する

✎ ACP ディスカッションの実際

場面設定 関係者が集う退院前カンファレンスの場で

▶ **本人と家族の現状の心身の状況認識の確認と、今後への思いを担当者全員で確認する**

発言者	ACP ディスカッションのやりとり	ポイント
MSW	Pさん、リハビリを頑張っておられるので**そろそろ退院の準備についてご相談したいと思います**。今日は、Pさんの担当者も全員集まっているので、これからの暮らし方について改めてPさんの願いをうかがっていきたいと思います。	これから何を話していくのかについて目的を明確にする。
Pさん	こんなに沢山の人がいてびっくり！ 何がはじまるの？	
MSW	Pさんが退院後も安心して生活してもらうための相談をしたいので皆さんに集まっていただきました。Pさんは、**これまでにも3回、ご自宅で転倒されて骨折してこちらの病棟へ入院されていますよね。今回は4回目で手術もリハビリも**順調に進まれました。**今の体調はどうですか？**	これから話すこと、目的を再度伝える。 本人がこれまでの経過等どこまで認識しているかの確認。
Pさん	そんなに骨折してないよ。今回も少し足をぶつけただけで大げさだわ。	
看護師	Pさん、**入院された時は股関節を骨折されてとても痛いと**おっしゃっていました。その後は手術してリハビリを頑張られたのでこうして元気になってこられたのですよ。	本人自身のことについて体験の想起と認識を促す。

Ｐさん	そうだったの？　手術…？　覚えてないけど。でも、リハビリは頑張っているからね。

息子	母さん、もうこれで4回目の骨折と手術なんだよ。段差が多くて古いあの家で暮らすのはもう無理だよ。今度こけたら歩けなくなってしまうんだよ。

Ｐさん	何言っているの。あの家はお父さんと私が建てた家で、十分によくわかっているから大丈夫よ。

MSW	Ｐさんは、退院後もまたご自宅で生活することに対して、「また骨折するのではないか」といった**怖さはありませんか？**

本人の認識を確認するための問いかけを行う。

Ｐさん	怖い？　そんなこと思っていたら家でなんて暮らせませんよ。ははは。

息子の妻	お母さん、もうこれで骨折4回目なんですよ。今回は、私たちが買い物に出かけた間に転んでいらっしゃって、もうびっくりしました。帰りがもっと遅くなっていたらどうなっていたかと思うと恐ろしいです。

Ｐさん	あんたらに迷惑はかけないよ。1人で暮らせるし。

息子	母さん、でもインスリン注射も忘れたらえらいことになるんだよ。自分1人ではできないでしょ？

Ｐさん	注射？　そんなの何年やっていると思っているのよ。大丈夫よ。

MSW	Ｐさんは、退院してもご自宅で生活するのは怖くない、ということですね？　でも**息子さんたちはまた転倒されることに不安を感じておられるようです。では、主治医から今のＰさんのお身体の状況について説明してもらいましょう。そのうえでこれから安心して暮らせる方法を相談していきたいと思います。

本人の身体状況の認識の確認と、息子夫婦の認識について全体で共有・確認のうえ、次の段階へ話を進める。

▶ 退院後の暮らしについて、本人・家族の思いを確認・調整しつつ ACP を進める

発言者	ACP ディスカッションの実際	ポイント
主治医	P さんは、転倒され大腿骨を骨折されました。今回は人工関節を入れる手術をしています。糖尿病もあるので傷がなかなか治りにくく、リハビリ開始が遅れて心配しました。**今度骨折したら、年齢的に考えてもどこまで回復されるかいろいろ心配な点があります。**	次にまた骨折した場合の心配があることも明確に示す。
看護師	P さん、**傷の治りが悪くて寝たきりの時間が長くなってしまったので、歩く練習をはじめるのが遅くなりました**からね。でも今はよく頑張られています。	本人も自分の状況が認識しやすいように再度説明を加える。
理学療法士	寝たきりの時間が長かったので、お年を考えるとどこまで回復されるか心配しましたが、昔からよく運動されていたのでリハビリをはじめると順調に歩行訓練に進めることができました。**まだ 1 人で何も持たずに歩くのは難しいですが。**	今の現状を本人にもわかりやすく伝え、全体で共有する。
P さん	教師していたから、子どもともよく動き回っていましたからね。体力には自信があるのよ。	
MSW	そうでしたね。素晴らしいことです。**P さんは、今後もご自宅で生活されることに対して怖くはない**とおっしゃっておられましたが、ご一緒に生活されている**長男さんご夫婦はどのようにお考えですか？**	本人の思いの確認と、この場で長男夫婦の思いの表出を促し共有。
息子	正直、母親にはこれまでのように家で暮らしてもらいたいという思いもありますが、もう 4 回骨折して、その度にどんどん身体が衰えています。次転倒したら寝たきりになると思うと目が離せないし、もの忘れも進んでいるのでインスリンも 1 人ではできないですし。今後母が家で暮らせるかは不安ばかりです。	
MSW	そうですか。**息子さんご夫婦がいろいろな面で P さんを支えておられる**から、ご自宅で過ごせてこられたのだと思います。 P さんは今病棟ではどのようにお過ごしですか？	主介護者へのねぎらい。 本人の入院生活の ADL 状況について情報共有。

看護師	やはりインスリンやお薬に関してはすべてこちらで管理しています。トイレなどは、1人ではまだ危険なので、ナースコールをお願いしていますが、なかなか押してもらえません。**目が離せないという点で、同居されている息子さんご夫婦の不安も十分に理解ができます。**	
理学療法士	確かに、お伝えした注意点などは覚えていないことが多いですが、歩く力は日に日についてきました。ご自宅でも自分の部屋の中であれば、つたい歩きの生活にまでもっていくことも可能かとは思っています。	
主治医	インスリンは内服コントロールに挑戦しましたが難しく、このままで退院となります。	
MSW	今のPさんの状態は皆さんで共有いただけたと思います。**Pさんは、これからどのように暮らしていきたいと思っておられますか？**	
Pさん	そりゃ、家で暮らす以外に何があるの？　友達だって来るし、結構忙しいのよ。	
息子	母さん、もう友達っていってもほとんど誰も来ないし、1人で出歩くこともできないんだよ。	
Pさん	この前も、○○さん来てくれたわよ。まだ頼ってくる人もいろいろいるのよ。	
MSW	Pさんは小学校の先生や、民生委員をされて地域では有名人だったんですよね。	
Pさん	有名人ってわけでもないけど、世話やきでね。 でも、もうこんな身体になってからはダメだわ。	
MSW	Pさん、やはりこれまでのようには、**お身体が動かないと感じておられるのですね。ご自宅での暮らしに不安はありませんか？**	

Ｐさん	そりゃ、もう年だしね。いろいろ困ることもあるけど…。家じゃなきゃ施設でしょ？　いろいろ民生委員の仕事で施設にも行ったけど、あんなところで暮らすなんて絶対いやよ。	
息子	母さん、でもこのまま家で暮らしても寝たきりになってしまうかもしれないよ。リハビリのできる施設もあるし、そこへ一度入ってみない？	
Ｐさん	だから、施設なんて絶対嫌だって言ったでしょ。	
MSW	Ｐさんは**施設というとどんなイメージですか？　なぜ嫌だと思いますか？**	本人の施設へのイメージを確認する。
Ｐさん	あんなとこ、ボケた人が行くところでしょ。わたしはまだ大丈夫。何で自分の家で暮らしたらダメなのよ？	
息子	ずっと施設で暮らすというわけではないよ。退院してすぐに家で暮らしてもリハビリもできないし、リハビリができる施設で少し暮らすほうがいいと思っているのだけど、どうかな？	
Ｐさん	施設なんて、本当に絶対嫌だからね。	
MSW	Ｐさんのお気持ちはわかりました。Ｐさんはこれまで、民生委員のお仕事もあって施設に行かれたことがあるのですね。**その時のイメージがあまり良くなかったということですか？**	なぜ施設に対して抵抗感があるのかの確認・内省を促す。
Ｐさん	私には合わない。だからリハビリ頑張るから、家に帰らせて。もう私も先は長くないのだし、わがまま言わせて。	
息子	でも、いろいろ心配だし…。せめて１人で歩けるようになるまで、もう少しリハビリできる施設で頑張ってこない？期限は３か月でしたっけ？	

MSW	そうですね。介護老人保健施設というリハビリのできる施設は、3か月～6か月単位でご自宅に帰るための準備を進めていきます。**Pさん、そのような施設はご存じでしたか？**	介護老人保健施設に対する本人の認識について確認する。
Pさん	リハビリできるって今の病院とは何が違うの？　ここでもっと歩けるまで頑張ったらいいじゃない。	
MSW	Pさん、残念ながら医療保険制度の問題があり、あと2週間程度が入院できる期限なのです。	
Pさん	なんだかよくわからないけど…？	
MSW	いろいろ制度のことは難しいですよね。ケアマネジャーさん、ここまでのお話を聞かれて、このまま在宅へとなると、**どんなことが課題**になりそうでしょう？	在宅生活で課題となることを明確に示し関係者で共有できるようにする。
ケアマネ	今のご様子をうかがうと、息子さんご夫婦の不安な気持ちもわかりますので、インスリンの部分などもう少し訪問看護師さんにフォローしていただくことや、ベッドでの生活が長くなってしまいそうなので、デイケアに加え訪問リハビリを考えてもいいかと思いました。どう思われますか？	
息子	母がここまで施設を嫌がるとは思ってもいなかったので…。家に帰るとなると、いろいろ在宅介護の皆さんにこれまで以上にお世話になりたいと思います。インスリンのことは、何度か低血糖とか起こしているので怖いですし。リハビリは続けてもらわないと本当に寝たきりになると思うので…。	
MSW	わかりました。では、**Pさんのお気持ちを優先して在宅退院の方向**で、1人で安定して歩けることを目標として、ケアマネジャーさんともご相談しながら、安心してご自宅で過ごせる環境を準備していくという方向でいかがでしょうか？	あくまでも本人主体に考えるということを伝えたうえで、これからの課題について示唆する。
Pさん	私も頑張らなきゃね。	

息子	残りのリハビリでどこまで元気になれるか、とにかく頑張ってもらうか。インスリンなどの病状管理には、できるだけ看護師さんに来ていただけるようにしてもらえると安心です。
MSW	そうですね。頑張りましょう。**息子さんのご不安も解消されるように、準備を進めていきましょう。**それから、Pさん、**もしもリハビリのできる施設を見学してみたいと思われたら、**いつでも見学はできますので、おっしゃってくださいね。
Pさん	まあ、またそのうちね。

> 本人の在宅生活継続には重要なキーパーソンである息子の不安を解消することも伝えておく。

> 介護老人保健施設の見学についても示唆しておく。

🖊 カルテや支援記録への記載内容

> ▶ **説明の内容**
>
> 　現状の本人の心身の状況について、主治医・理学療法士・看護師らから説明し共有した。今後、介護老人保健施設への入所から在宅退院という方針についても本人へ提示したが、強く拒否され、在宅退院の方向で考えることになった。
>
> ▶ **現時点での本人の思い**
>
> 　施設での生活は絶対に嫌である。自宅で暮らし続けたいと考えている。自身の心身の状況についての認識はあいまいな点があり、転倒についてはあまり覚えていないので不安感も感じていない。
>
> ▶ **現時点での家族の思い**
>
> 　転倒を繰り返しており、次に骨折したら本当に寝たきりになってしまうのではないかという不安が強く、自宅で本人をこのまま介護していくことへの負担感も感じているので介護老人保健施設へ入所してもらいたいという思いが強かった。自宅だとリハビリテーションができなくなるのも心配であるが、本人が強く施設は拒否しているので、介護保険サービスを最大限に使って在宅退院の方向で検討してみる。

4 自宅への初回訪問時

1 末期がんの利用者との ACP

✎ 場面と ACP の段階等の情報

場面：退院後の初回訪問（自宅にて）

対象：がん末期の診断を受けて退院した利用者と妹

● ACP の段階：第 3 段階　　　● 生活状況：独身 1 人暮らし、近隣に弟 2 人、妹 2 人

● ACP 実践者：介護支援専門員（ケアマネジャー）・訪問看護師

✎ 事例紹介

Q さん　58 歳　男性　末期がん　放射線治療終了後に退院　独居

　肝細胞がん摘出術後、約 10 年の経過の中で再発を繰り返し、肝動脈塞栓術、ラジオ波焼灼術などを受け、両肺転移により抗がん剤治療を試みたが胸水のため治療を中断した。今回、多発性脳転移の診断により、入院して放射線治療を受けたが他のがんが進行し、がん末期と説明を受けて退院となった。Q さんは「とりあえず家に帰りたい」と願い、病状は進行していたが、身の回りのことは自分でできる状況だったため、病院から介護支援専門員への退院前の相談はなく、かかりつけ医と訪問看護師への引き継ぎにより退院に至った。

　退院 1 週間後、全身の浮腫が悪化し、排泄など日常生活動作が不安定になってきたため、まずは安全に生活ができるよう早急に環境を整え、今後の療養生活についても一緒に検討してほしいと訪問看護師を通じて相談を受けた。

✎ ACP ディスカッションを担当する者としての思い

介護支援専門員・訪問看護師の思い

　退院時の想定よりかなり早いスピードで状態が悪化しており、近いうちに本人の意思を確認することも難しくなるかもしれない。急速に悪化している病状をどう認識しているのか、今後の暮らしや療養についてどうしたいか、緊急時の対応をどうするか、最期はどこでどう過ごしたいかなどについて、本人の意思を早急に確認しておく必要があるが、信頼関係をこれから構築していく段階のため、Q さんや家族に負担をかけるようなコミュニケーションにならないように注意したい。

　介護支援専門員の初回訪問は、先行してかかわりを開始している訪問看護師に同行する形をとり、急速に悪化している病状をどう捉えているのか、暮らしていく中で大切にした

いことや優先したいこと、誰が一番の相談相手なのかなど、次につなげるための手がかりだけでも確認するため、ACP実践の入り口を意識してディスカッションを行う。

✎ ACPディスカッションのゴール設定

①急速に悪化している病状、身体状況について、本人、妹が、どう捉えているのかを確認する

②生活する中で困っていること、不安に思うことを、本人、妹それぞれの思いを確認する

③今後、人生最期に向けての話し合いを一緒にしていくために、本人の生活歴や今まで大切にしてきたこと、これからも大切にし、優先したいことなどを確認する

✎ ACPディスカッションの実際

場面設定 訪問看護師に同行する形ではじめて自宅に訪問し、会話をはじめる

▶ **本人と妹の病状の認識を確認する**

発言者	ACPディスカッションのやりとり	ポイント
訪問看護師	Qさんこんにちは。 昨日、お話ししていたケアマネジャーさんも一緒に来てくれましたよ。あとで、福祉用具の人も来て、困っているトイレを安心してできるように検討しますね。	訪問面談の目的を説明する。
ケアマネ	はじめまして、（中略：ケアマネジャーの自己紹介）どうぞよろしくお願いします。	
訪問看護師	昨日は眠れました？　腰の痛みはいかがですか？	看護師は昨日も訪問しており、自然な会話で体調の変化を確認する。
Qさん	そうやな、まあまあ眠れたよ。 病院では眠れないことが多かったけど、やっぱり、家はいい、落ち着くわ。	体調が急激に悪化している状況でも、家は落ち着くという安心感がある。
訪問看護師	それはよかったです。 でも、トイレに行くのにご苦労されたのではないですか？	生活の中で具体的に明らかになっている困りごとから質問を開始する。

Qさん	夜中も3回くらいトイレに行ったな。なんとか行けるけど、足がパンパンになって歩きにくいし、身体が重くて力が入りにくいから、便座の立ち座りにも苦労するわ。 なんで、こんなに急におかしなかことになってきたんやろう。	全身の浮腫が強く、数メートルの歩行、立ち座りなど基本的な動作も困難になってきている。
訪問看護師	急に体調が悪くなってきたとご自身でも感じておられるんですね？	本人が感じている現状の認識をフィードバックする。
Qさん	そうやな、まあ、しんどいけど、今まで何回も復活してきたから、なんとかなるんとちがう？ ちょっと行きたいところもあるしなあ。	がん末期の説明を受けているが、病気の受容ができていないのか、考えないようにしているのか。信頼関係が十分できていない状況では、本心をつかむことが難しい。
妹	お兄ちゃん、そんなこと言ってるけど、今までとは違うよ。急に悪くなっているし、私たちもどうしたらいいのか…。1人暮らしで心配やし。	妹はこれからどうなっていくのかという不安と同時に、自分たちがどう支えていけばいいのかという不安がある。

▶ **本人の急な体調の悪化や日常生活への支障に対する思い、不安を確認する**

発言者	ACP ディスカッションのやりとり	ポイント
ケアマネ	そうですね、私たちも心配です。もしよろしければ、お身体や生活のご不安やご心配について、おうかがいしたいのですが、いかがですか？	本人や家族とこれからのことを一緒に考える支援体制があることを伝え、話がしやすい雰囲気をつくる。

Q さん　うーん、そう言われてもわからんなあ。身体がしんどいのは確かやけど。
　一番困っていたのが、トイレのことやったけど、手すりつけてくれたらなんとかなるし、ちょっと一安心かな。家事は妹たちがしてくれているから毎日のことは心配しなくていいし、また困るようなことがあれば、相談するわ。

> 本人は、体調が急に悪くなっていると認識はしているが、今後、起こり得る病状の悪化や生活への支障など、今後の自分をイメージできる状況ではないと思われる。

ケアマネ　そうなんですね、わかりました。**これから、ご家族とも一緒に、こういったお話をさせてくださいね。**
　ただ、急に体調が悪くなっていることについては、ご自身も気になっておられますし、明日の在宅診療の時、先生に相談するのはいかがですか？

> 信頼関係が構築できていない状況で、このまま問いかけを続けると本人に精神的負担をかけると判断し、この話題については一旦終了する。
> しかし、病状の進行など、悪い知らせを伝えながら、今後のことを話し合っていく必要がある。
> 急激な体調の悪化については、本人も自覚しているため、「明日、先生に相談しましょう」と話し合いのきっかけをつくる。

Q さん　そうやなあ。急に足パンパンやし、座ってるのもしんどいから、そうするわ。

▶ 本人が大切にしてきた価値観や人生観などを知り、信頼関係を構築して、今後の ACP プロセスにつなげる

発言者	ACP ディスカッションのやりとり	ポイント
ケアマネ	ところで、先ほど行きたいところがあるとおっしゃっていましたが、差しつかえなければ教えていただけますか？	本人の生活への意向を示す言葉の内容を確認する。本人に問いかけることで、自身の内省を促すきっかけにする。
Q さん	弟たちに任せているけど、会社やっているから、銀行に行って確認したいことがあるんや。	今は弟に経営を任せている会社のことが気になっていることがわかる。
妹	調子悪いのに、そんな無理しないでほしいわ。弟たちが会社のことはちゃんとやっているし、気になることがあるんだったら言ってくれたら、やっておくし。	
Q さん	まあな。自分で聞きたいこともあるし、みんな忙しいから、自分で行けたらええな。ほら、なんか外でよく見かけてたんやけど、電動カートみたいな乗り物、あれに乗ったら、今の俺でも近所の大概のところは行けると思う。年配の人でも上手に乗っていたから、あれがあれば大丈夫や。借りたりできるんか？	座位を続けることがつらいという状況でありながら、電動車いすに乗って外出したいという暮らしの意向に、大きなずれが生じている。
妹	お兄ちゃん、もう、そんな危ないし、無理なこと言わんといて。	
ケアマネ	Q さんのお気持ちはよくわかりました。それも明日、先生に一緒に相談してみましょう。	現実的ではないが思いを否定せず、ここは医師との相談ということで納得してもらう。
Q さん	そうか、すぐには貸してもらえないのか。 仕方ないな、待つわ。	

ケアマネ	（バイク、ジェットスキーの写真、模型がたくさん飾られているのを見て） たくさんありますね。写真に写っているのはQさんですか？すごいですね。	趣味を知ることは、本人の大切にしてきたことや価値観を知るきっかけになる。家の中に飾っているものは、本人にとって大切なものであることが多く、本人を知るうえで大切なポイント。
Qさん	ジェットスキーとバイクが好きで、今回入院する前までやってたよ。危ないから止めてほしいと言われてたけど、身体で風を感じるのが好きなんや。	病気をしながらでも還暦近くまで続けてきた大切な趣味であること、アウトドア派で行動的な人だとわかる。
ケアマネ	かっこいい趣味ですね。お仲間もたくさんいらっしゃるんですね。	素晴らしい趣味に共感しながら、家族以外の人とのつながりを知る。
Qさん	そうそう。独り身やし、自由気ままに仲間と一緒に好きなことをやってきた。退院したら、ジェットスキーを見に行くくらいはできるかと思っていたけど、ちょっと無理そうやわ。仲間も心配してくれている、長い付き合いの奴ばっかりや。	本人の元気な頃の暮らしぶりがうかがえるとともに、今回の退院で、ジェットスキーの仲間に会い、仲間がジェットスキーを楽しんでいる場面を見学できると思っていたことがわかった。
ケアマネ	いいお仲間ですね。 それに何よりも**妹さんや弟さんたちの協力もあって、心強い**ですね。	今後のことを相談したい人、信頼できる人を知る話題に切り替える。
Qさん	本当にそう思う。親の代から会社やってきたから、みんな結婚しても近所にいてくれているし、ずっと家族で助け合ってやってきた。	家族関係がわかる大切な情報である。

ケアマネ	お身体のことや、これからの生活について、一緒にお話ができるのは、今日おみえになっている妹さんですか？	本人が信頼している人、今後のことを相談したい人を把握する。
妹	そうです。私と次女は2人とも時間がとりやすいので、今までもそうしてきました。弟たち2人は仕事で忙しいので、大切なことは後で相談するようにしていますが、休みの日はここにもよく来て話をしています。お兄ちゃん、これからも、それでいい？	本人のことについて、弟・妹との間で役割分担しながら共有できていることを知る。
Qさん	うん。悪いけど頼むわ。	
訪問看護師	明日の在宅診療の時、**訪問看護師もケアマネジャーもご一緒させてくださいね。今日のお話も踏まえて、これからのことを先生にご相談し、一緒に考えていきましょう。** お話の内容は記録に残し、**これから全員でサポートできる**ようにしておきますね。	担当者で共有することを伝え、これからも話し合いを続け、サポートしていくことを説明する。
妹	ありがとうございます。 先生や皆さんに何をどう相談したらいいのかわからなかったので助かります。	

✎ カルテや支援記録への記載内容

　今日の会話の内容はQさんの病識、暮らしの中で大切にしてきたこと、家族関係や相談したい人を示す大切な情報である。内容を支援経過に記録し、訪問看護師とともに、明日の在宅診療医の訪問前に、今日の会話のやりとりや課題を報告し共有しておく。

> ▶ **説明の内容**

　病状の認識や、不安に思うことなどを確認したが、「トイレのことが何とかなれば一安心、困ったことがあればまた相談する」という返答だった。信頼関係が構築されていない関係性で、内省を促しながら今後の暮らしや療養に関する思いや意思を確認することは負担をかけてしまうと思い、今日はあえてそれ以上の問いかけはしなかった。

　しかし、急速に病状が悪化しているため、これから悪くなっていく経過を説明し、本人が望む医療・ケア・暮らし、急変時の対応など、多くのことについて早急に意思を確認し、話し合いを進めていく必要がある。明日に予定している在宅診療医の訪問で、これからのことを一緒に相談し、話し合っていくことをすすめた。

> ▶ **現時点での本人の思い**

　体調が急に悪くなっていると認識はしているが、「今まで何度も復活してきた、何とかなるのではないか」という発言からも、今後、起こり得る病状の悪化や生活への支障など、今後の自分を想定できている状況ではないと思われる。

　仕事のことが気になり、電動車いすに乗って1人で銀行に行きたい、ジェットスキーを見に行って仲間に会いたいという気持ちもある。

　今後の医療・ケア・暮らしの検討については、2人の妹を交えて行うことを望んでいる。

> ▶ **現時点での家族の思い**

　病状の悪化が急速なため、これからどうなっていくのかという不安と同時に、自分たちがどう支えていけばいいのか、どこまで支えていけるのかという不安もある。家族が大きな不安を抱く一方で、Qさんからは、電動車いすに乗って外出したいなど、リスクが伴うようなことを望む発言があり、医療介護スタッフに相談にのってほしいと思っている。

5 サービス担当者会議

1 │ 脳出血を繰り返し意思疎通が困難な利用者家族とのACP

🔖 場面と ACP の段階等の情報

場面：自宅でのサービス担当者会議にて　　対象：在宅療養中の高齢者と家族

● ACP の段階：第３段階

● 生活状況：夫・長女との３人暮らし、近所に住む次女の協力あり、長男・次男は他県在住

● ACP 実践者：介護支援専門員（ケアマネジャー）・在宅診療医・訪問看護師

🔖 事例紹介

Ｒさん　82 歳　女性　約１年前から脳出血を繰り返し胃ろう造設の検討が必要

　脳出血の急性期治療を終え、回復期リハビリテーション病院に転院する予定だったが、病院では食事もリハビリテーションも拒むため、家族の意向で急きょ退院した。退院当初より、四肢麻痺や不随運動が強く、嚥下困難、意思疎通も困難な状況だったが、家族が介助すると、何とか必要な食事・水分は経口摂取できていた。その後も再出血で入退院を繰り返し、さらに意識レベルの低下、経口摂取が困難になり、在宅診療医から胃ろう造設による人工的水分・栄養補給が提案された。最初の退院当初は理学療法士や言語聴覚士などもかかわっていたが、家族の時間を大切にしたいという願いにより中止、訪問看護、訪問入浴の利用回数も削減、今後は悪くなっても入院はせず、自宅で看取りたいと言うようになった。

🔖 ACP ディスカッションを担当する者としての思い

介護支援専門員・在宅診療医・訪問看護師の思い

　支援開始当初から、胃ろうなどによる人工的水分・栄養補給は近いうちに必要になると、在宅診療医から説明はされていたが、いよいよ、具体的に検討する時期が迫ってきた。これまでも、訪問看護師と介護支援専門員が一緒に訪問し、人工的水分・栄養補給や自宅での看取りに対する疑問や不安に答え信頼関係を構築してきた。Ｒさん自身の医療や介護への思い、命の危機が迫った時の治療に対する意思を確認できるものがないため、家族の思いに寄り添いながらも、家族の価値観だけが先行せずＲさん自身の意思を推定できるサポートが必要であると考えている。また、家族は自宅での看取りを望んでおり、家族・医療・介護担当者で、Ｒさんの意思をくみ取った医療やケアの方針を検討する必要がある。

ACP ディスカッションのゴール設定

①本人の身体状況や今後の経過、胃ろうによる人工的水分・栄養補給についての家族の認識を確認する

②胃ろう造設や、今後の医療・ケアへの思いについて、家族が本人の意思を推定し、代理決定できるよう支援する

③本人の推定意思を家族・医療・介護担当者で共有する

④自宅での看取り、代理意思決定を担う家族の不安や恐怖を受け止め、今後の医療やケアについての方針を共有する

ACP ディスカッションの実際

場面設定 在宅診療医から家族に胃ろう造設が提案されたことを踏まえ、サービス担当者会議を開催し、今後の医療やケアについて話し合うため自宅に訪問する

▶ R さんにとっての胃ろうの効果と限界について家族の認識を把握し、意向を確認する

発言者	ACP ディスカッションのやりとり	ポイント
ケアマネ	先日、胃ろうによる栄養補給についてご家族に提案したと先生からお聞きしました。**ご本人に代わり、ご家族でいろいろ考え悩まれたことと思います。今日は、これからの医療や暮らしについて願いやお考えをうかがいながら、一緒に考えていきたいと思い、**先生と一緒に参りました。どうぞ、よろしくお願いします。	意思表示できない本人が望む医療や暮らしを推定し、家族、多職種で共有、対応を検討していく場であると説明する。代理意思決定者（家族）の葛藤や気持ちの負担をねぎらい、一緒に考えていこうという姿勢を示す。
長女	お忙しい中、ありがとうございます。	
在宅診療医	医者だけだと**家族さんが緊張して、本音が言えないんじゃな**いかと思って、今日はみんなと一緒に来たよ。あれから、少し考えてみたかな？	家族が気兼ねなく、わからないことを聞ける、本音で願いや考えを話せる雰囲気をつくる。
長女	はい。**先生から少しずつ聞いていたので、覚悟はしていたん**ですが、退院後、よく食べてくれていたので、考えないようになっていました。	医師は当初から、人工的水分・栄養補給を検討する時期がくることを説明されていた。

訪問看護師	退院後、ご家族が食事介助すると、普通に1人前の量を食べ、びっくりしましたね。でも、最近は、水分も食事もかなり減り、時間もかかっているようですね。	家族の病識や身体状況の変化の理解を確認する。
夫	そうです。私も食事介助してますけど、量はかなり減ったし、食べる時間も1時間近くかかる。意識がはっきりしている時間が少なくて、口を開けてくれる機会を狙うのが大変になってきました。**弱ってきているのは、年寄りの私でもわかります。**	経口摂取が困難になり、全体的に衰弱してきたことを認識している。
長女	そろそろ考える時期だよと**具体的に提案されると、さすがに悩みましたが、**看護師さんやケアマネジャーさんに、話を聞いてもらったり、わからないことは教えてもらっていたので、家族とも話し合い、**少しずつ気持ちの整理をしました。**	前回の訪問時に医師から具体的に胃ろうの提案がされた後、訪問看護師、ケアマネジャーが一緒に訪問し、家族の不安を聞き取り、胃ろうの人の在宅ケアや暮らしの実際について情報提供したうえで、今日の会議を開催している。
ケアマネ	Rさんにとって大切な選択をご家族が代わりにされることなので、本当に考え抜いて、そして悩んでおられましたね。今日は、**みんなで聞かせてくださいね。**	胃ろうをするかどうか、本人の今後を大きく左右する重大な選択を家族が代理決定することの気持ちの負担をねぎらい、担当者全員で共有する姿勢を示す。
長女	（涙ぐみ）…ありがとうございます。あれから、**体験された家族の生の声も知りたいと思い、**親族や知人に聞いたり、本を読んだりもして考えてみました。	専門職だけではなく、当事者家族の情報も得るなど、さまざまな視点で考えようとしている。
ケアマネ	そうなんですね。当事者の方々の体験談を知って、どうでしたか？　思ったこと、感じたこと、なんでも結構です。教えていただけますか？	思ったこと感じたことを表出してもらえるよう促す。

長女　単なる延命処置でなんとなく悪いイメージだったんですが、そうじゃないと思いました。体力がついて、口から少しは食べる楽しみがもてたり、一言、二言、言葉が出るようになるとか、本人にとっても家族にとってもかけがえのない大切な時間を取り戻すことができたと言う方もおられました。**それで、母の場合はどうか？　と思いました。**

胃ろうは、病状等によっては「食べる」「話す」という機能回復効果も期待できる場合があることを知り、本人の場合はどこまでの効果が期待できるのか、再確認しようとしている。

在宅診療医　そうですね。前回も説明したとおり、Ｒさんの場合、脳出血の再発を繰り返し、脳がダメージを受けた範囲が大きく、**残念ながら、胃ろうで栄養を補給しても、嚥下がよくなることや意識が回復することは難しいのが事実です。血圧コントロールに関係なく、今も出血しやすい状況が続いているので、胃ろうしても急変する可能性はあります。**ただ、何もしないで、このままの状況が続くと、栄養や水分が摂れず、徐々に衰弱し、**生命を維持することはできなくなります。**

現在の病状と予後を説明したうえで、本人にとっての胃ろうの効果と限界を説明する。「多少は口から食べられるようになる」「意識が回復し言葉が話せるようになる」という家族の期待感に対し、悪い知らせではあるが、本人の推定意思、代理決定を促すため、明確に今の状況を伝える。

長女　やっぱり、そうですよね。そのことを、もう一度しっかり確認したかったんです。母の場合はそういう回復は見込めないのであれば、胃ろうはしない方向でいきたいと家族で話し合いました。ね、お父さん。

家族が胃ろうに期待することは、生命維持のための栄養補給だけではなく、「口から食べる」「言葉が出る」など、生きている実感がもてることも含んでいることを知る。

▶ **家族が本人の代理意思決定者として意思を推定できるよう、対話を繰り返す**

発言者	ACP ディスカッションのやりとり	ポイント
ケアマネ	R さんは、**胃ろうや、今の状況について、どのようにお考え** **になっていると思われますか？** お元気な頃に、**もしもの時** **のことなど、ご家族の中でお話しされたことはありますか？** **ご友人や親戚の方で同じような状況になられ、それをみてお** **られたことはありませんか？**	家族の思いを受け止めた後、本人の意向を推定し、共有するプロセスを開始する。
長女	はい。実は母の姉も同じ病気で食事が摂れなくなり、胃ろうをして口から食べることも話すこともできない状況が 3 年続いて、昨年、亡くなりました。その時、**「私の時は、胃か** **ら栄養を入れるなんてことはしないで。点滴もいらない、自** **然に看取ってほしい」** と言っていたんです。	実姉が同じような状況になった時の、本人の言葉を確認する。
ケアマネ	お姉様が亡くなられるまでの様子を間近でみて、感じるものがおありだったのですね。R さんの**こだわりや大切にされて** **きたこと**など、もう少し、**ご自身をうかがえるようなエピソー** ドはありますか？	本人の価値観、人生観などを深掘りする質問をし、リフレクションを促す。
長女	自然の流れに逆らわない、いつも自然体を大切にする人でした。伯母の死をみて**「口から食べられなくなったら、それは** **お別れの時」** とも言っていました。病院嫌い、薬嫌いで、先生の言うことに耳も貸さず、高血圧の薬を全部捨てて脳出血になってしまったような、**人工的なことを極端に嫌がる人**です。	
ケアマネ	そうなんですね。「**口から食べられなくなったら、お別れの時**」と言われていたんですね。だから、**胃ろうをしても、口から** **食べられる喜びを取り戻すことができないのであれば、胃ろ** **うはしない方向**でいきたいと言われたんですね。 **他のご家族も同じご意向ですか？**	本人の価値観を表現する大切なメッセージを復唱することで、推定意思を明らかにし、全員で共有する。他の家族とも本人の意思を推定する話し合いがされたのかを確認する。

| 長女 | はい。この前、みんなで集まって話し合いました。もし、母が話すことできれば、「美味しいものも食べられない、みんなと話もできず、目を閉じて、ただ寝てるだけの人生なんて嫌だ」と言うだろうなと。 |

| ケアマネ | 離れて暮らすご家族も集まってお話ができてよかったですね。 |

| 長女 | 昔のアルバムまで出してきて、元気な頃の母の思い出話になりましたよ。人づきあいが苦手で、いつも家族と一緒。父を支え、子育てを生きがいにし、家族のために生きることで喜びを感じてきた人です。父が勝手に企画する毎年恒例のキャンプやハイキングにみんなは迷惑していたんですが、母だけは喜んでいました。 | 家族のことを一番大切にされていた本人の人物像が、うかがえるエピソードである。 |

| 夫 | 勝手に企画？　どういうことだ。みんな喜んでいたし、母さんも喜んでいたじゃないか。仕事が忙しい中、毎年一生懸命段取りしてやっていたのに…。ははは。 |

▶ **本人の推定意思のもと、最期を自宅で迎えるにあたり、今後の医療やケアのあり方について、家族、医療・介護担当者で確認・共有する**

| 看護師 | ご家族の良いお話ですね。
これから、ますます介護は大変になると思いますが、**これからも家でみられるご意向ですか？　ご家族のご負担は大丈夫ですか？** | さらに病状や身体状況は悪化するため、在宅介護の意思確認と家族の負担感を確認する。 |

| 長女 | はい。入院中、病院の職員さんの食事介助を受けつけなかったほど、人見知りする性格で、母にとって、この家で家族と一緒に自然な流れで最期を迎えることが一番の幸せだと思います。家族のために生きてきた母への恩返しだと思い、自宅で看取るつもりです。できるだけ家族でやっていきたいという思いがあり、今のところサービスを増やすことは考えていません。 |

| 看護師 | わかりました。しんどくなったら、ちゃんと言ってくださいね。 |

長女	胃ろうはしないと決めましたが、今でも心は揺らいでいます。さらに弱っていく母を目の前にするのは怖いという気持ちもあります。	家族の心の揺らぎ、不安や恐怖感もうかがえる。
ケアマネ	**気持ちは揺らいで当然です。**私たちも揺らぎます。これからも、こうやって、**話し合いを重ねていきますので、今日のお話の内容、現時点でのご意向などを全員で共有できるよう記録しておきますね。**	気持ちが変わってもいいこと、これからも、一緒に検討し続けることを伝え、情緒的サポートを行う。 話し合った大切な内容を共有していくために記録することを説明する。
長女	ありがとうございます。気持ちが変わってもいいんですね。安心しました。	
在宅診療医	水分や栄養が摂れないことで、**もっと悪くなり、いろいろ変化していきますが、それに合わせて、ケアや医療について一緒に考えていきましょう。**これからもっと誤嚥、窒息しやすくなりますので、無理に食べさせようとせず、好きなものを、少しずつ食べられるものだけをすすめてください。 それと、これからは、**ご本人の苦痛をできるだけ最小限にしていくことを最優先に考えていきますので、**不安に思うことがあれば、おっしゃってください。	今後、悪くなっていく経過やリスクを説明し、衰弱していく状況に合わせて、考え選択していくことが増えることを説明する。これからも、ケアや医療を一緒に検討していく支援体制があること、苦痛を取り除くケアも重視することを伝え、家族に安心感をもってもらう。

✏ カルテや支援記録への記載内容

▶ 説明の内容

　意識レベル低下、嚥下機能の低下により、経口摂取は窒息や誤嚥などの危険が高く、現在の摂取量では生命を維持することも困難になってきたため、胃ろう造設が必要であると説明した。さらに、胃ろうによる人工的水分・栄養補給を行っても、「意識が回復する」「嚥下がよくなる」などの効果は期待できず、現状の維持、生命を維持することを目的とした治療となること、血圧コントロールに関係なく脳出血を起こして急変する可能性があることも加えて説明した。

　「口から食べられなくなったら、それはお別れの時」と、Rさんが話していたことや、家族が把握している人生観や価値観をもとに、「胃ろうはしない」「そのほかの人工的水分・栄養補給もしない」「自宅で最期を迎える」と、家族全員で意思を推定し、出席者全員で共有した。今後、悪くなっていく経過やリスクを説明し、衰弱していく状況にあわせて、ケアや医療を一緒に検討していく支援体制があること、苦痛を取り除くケアを重視することを伝えた。

▶ 現時点での本人の思い

　「病院は嫌、家で家族と過ごしたい」「口から食べられなくなったら、それはお別れの時」「胃ろうも点滴もしない」という推定意思。

▶ 現時点での家族の思い

　「私の時は、胃から栄養を入れるなんてことはしないで、点滴もいらない自然に看取ってほしい」と以前話していたことや、家族を何より大切にしていたこと、極端に薬や病院を嫌がっていた価値観などから、Rさんの意思を家族全員で推定し「生命維持のための胃ろうも点滴もしないで、自宅で看取る」という決断をした。本人が意思表示できないため、胃ろうのことだけではなく、今後の医療やケアをどうしていくべきか悩み、時間をかけて検討したことである。これからケアが大変になっても、できるだけ家族でやっていきたいという思いがあり、今のところサービスを増やす意向はない。死に向かっていく本人を見ることに恐怖を感じ、気持ちが揺らいでいることも自覚しており、気持ちが変わってもいいこと、これからも話し合いを重ねていくことを伝えると安堵した。

2 | 認知症で廃用症候群が進んだ利用者・家族との ACP

🔖 場面と ACP の段階等の情報

場面：自宅でのサービス担当者会議にて　　対象：在宅療養中の高齢者、長女
- ACP の段階：第3段階
- 生活状況：長女と2人暮らし、近所に住む次女の協力あり
- ACP 実践者： 介護支援専門員（ケアマネジャー） ・在宅診療医・介護老人保健施設医師（ショートステイ）・訪問看護師・デイサービス生活相談員

🔖 事例紹介

Sさん　96歳　女性　認知症　廃用症候群の進行　約10年の在宅介護

　認知症のためにデイサービスなどのサービスを利用していたが、尿路感染、誤嚥性肺炎で入退院を繰り返すようになったため、在宅診療、訪問看護などの医療系サービスを追加し在宅生活を続けている。日常生活はほぼ全介助、睡眠時間が増え、食事量の変動とともに、体調の変動も激しくなってきた。迷走神経反射による意識消失の回数が増えており、高齢のため急変する可能性もある。老衰に近いと指摘されているが、人との交流が好きで、デイサービスやショートステイに行くことを楽しみにしており、訪問リハビリテーションも自分のやるべきことと受け止め意欲的に取り組もうとしている。

🔖 ACP ディスカッションを担当する者としての思い

介護支援専門員・在宅診療医・介護老人保健施設医師・訪問看護師・デイサービス生活相談員の思い

　1か月前のサービス担当者会議で、長女から「急変しても救急車を呼ばない、延命処置は望まない、家で看取ります」という意向を受け、「Sさんの意思はどうなのか、Sさんが望む生活は何なのか、ショートステイやデイサービス利用中に急変した時も救急搬送しないのか」などが課題として残り、医師を交えて再度、サービス担当者会議を開催することになった。

　「夫が病院で苦しみながら亡くなったので、自分の時は延命処置はお断り、家で穏やかに逝けたらいいと思っているけど、娘たちに迷惑かけるから無理ね」と支援開始当初、Sさんから聞いたことがある。今はどう思っているのか、本人の意思を再確認し、今後起こり得る変化にどう対応していくか、本人、家族、医療・介護担当者で共有することが必要であると考え、本人の思いを表出しやすくするために「わたしのいきかた手帳」（262頁参照）を紹介し、家族に事前に渡しておいた。各担当者は、体調が悪化しながらもサービスの利用を楽しみ、リハビリテーションに取り組もうとするSさんの思いを大

切にし、今の生活を少しでも楽しみ、穏やかな最期につながるよう今後のことを検討したいと考えている。

✏ ACP ディスカッションのゴール設定

①今後の医療・ケア、暮らしについて、現時点での本人の意思を確認し、担当者全員で共有する

②命にかかわる急変時の対応だけではなく、今後起こり得るさまざまな変化に対し、医療・ケアの方針をともに話し合いながら検討していく支援体制があることを伝える

③本人が今後望む暮らしの実現に向けて、事業所内で最期を迎えることも想定して具体的な対応方法を検討し共有する

✏ ACP ディスカッションの実際

場面設定 1か月前のサービス担当者会議で十分検討できなかったことについて、再度、医師を交えて詳細を話し合うために自宅に訪問する

▶ 本人の意思を確認・共有し、家族の在宅介護や看取り、最期の医療への思いを知る

発言者	ACP ディスカッションのやりとり	ポイント
ケアマネ	前回の話し合いで、皆さんから「**救急搬送はどんな時もしないのか？**」「**デイサービスやショートステイ利用中に急変したらどうするのか？**」「**ご本人の意思は？　ご本人の生活の願いは？**」などの意見が出ました。命にかかわる大切なお話が中心となりますので、先生方にもご出席いただきました。ありがとうございます。	前回のサービス担当者会議で確認できなかったこと、今後の課題について、さらに具体的に検討する場として設定する。異なる場所で急変しても、同じ方針で対応できるよう、在宅診療医と介護老人保健施設医師両方が出席。
長女	お忙しいのに、何度もありがとうございます。	
ケアマネ	まずは、**Ｓさんがどう思っておられるかですよね。「わたしのいきかた手帳」**を使って、ご本人の思いを確認することはできましたか？	本人の意思が最も大切であることを強調、本人の意思を確認し共有するプロセスを開始する。

長女	寝ている時間が長いでしょう。苦労しましたけど、起きている時間を狙って何日もかけて少しずつ話しをしました。そしたら「痛いことやしんどいことはやめて」「ややこしいことはかなわん」「食べられなくなったら終わり、もう十分生きた、チューブの栄養はいらない」「ぼけてしまって役立たずだけど家で暮らしたいから、しっかり立つよう踏ん張らなあかん」と言ったんですよ。認知症がかなり進んでいるから、わかっていないと思ったんですけど、家で暮らすために頑張る気持ちがあることを知りびっくりしました。ね、おばあちゃん。	「本人の思いをどうやって引き出したらいいのか、何から聞いたらいいのかわからない」と言う家族に、人生会議をしやすくするために作成された「わたしのいきかた手帳」を使い、望む医療だけでなく、望む生活もわかるよう話をしてほしいと説明していた。認知症は進行しているが、本人の意思を確認できたこと、その内容について、全員で共有する。
Sさん	何のこと言っているのか私にはよくわからん。 （座りながらウトウトしはじめる）	しっかり覚醒して話ができる時間が短く、途中で寝てしまった。
ケアマネ	そうなんですね。ご本人の思いを知り、長女さんのご意向、お気持ちは何か変わりましたか？	本人の意思を聞いて、家族はどう感じたのか確認する。
長女	介護が長期間になり、私も妹も年をとってきたので施設を考えたこともありましたが、今まで以上に最期まで家でみようと思いました。本人も延命処置を望んでいないことがわかったので、何があっても救急搬送はしないという思いは変わりません。	本人の意思を受け、家族はさらに在宅介護、在宅での看取りを強く決心された。

在宅診療医	廃用が進み、老衰に近い状況ともいえますが、ここ最近のお身体の状況からすると、**変化のすべてが命に直結するものとは限らないと思います。簡単な治療で回復もしくは軽減の見込みがある場合もありますし、痛みや苦痛を取り除く治療を考えたほうがいい場合もあります。**何かあったら、病状の説明、可能な治療や想定されるリスクなどを説明しますので、**基本は在宅での治療ですが、救急搬送、短期入院のメリットがあれば、そのつど一緒に考えていくのはどうですか？**	現在の身体状況を踏まえたうえで、今後、起こり得ることを説明し、現時点での医療の可能性など、付加的な情報を提供し、本人の意思をもとに、家族がメリットのある医療を選択できるよう支援することを伝える。
長女	いろいろなことがこれから起こる、対処もいろいろあるということですね。父の時、訳がわからないまま、病院で治療をお願いし、苦しんで亡くなったという経験があるので、それだけは何とか避けたい、穏やかな死を迎えさせてやりたいという気持ちが強くて、救急搬送、入院はすべて母にとってよくないことと思い込んでいました。	長女にとっても父親の終末期の苦しい経験が、現在の介護への思いにつながっていることを知り、全員で共有する。
訪問看護師	何か気になることがあれば、今までどおり、お電話ください。一緒に考えていきましょう。	

▶ 本人の思いに沿った介護サービスが継続できるよう急変時の対応を具体的に示す

発言者	ACP ディスカッションのやりとり	ポイント
ケアマネ	最近、デイサービスやショートステイ利用中にも意識消失することが増えています。先生にご指導いただいた通り対処すれば、今のところ数分で意識回復していますが、意識が戻らないことが今後あるのではないかという不安の声があります。	
在宅診療医	迷走神経反射による意識消失と思われるため、今の対応で問題ないと思うのですが、**高齢ですから、回復しなかったり、別の原因による意識消失が今後起こり得るかもしれません。**	悪い知らせではあるが、想定されるリスクを提示し、全員で共有する。
長女	私たちがややこしいことを言っているので、皆さんに迷惑をかけているんですね。本当に申し訳ないです。	

ケアマネ	そんなことはないですよ。「デイサービスやショートステイを利用すると表情も良く、喜んで元気になって帰ってくる」そんな言葉をいただいて、**リスクばかりを考えてサービスを中止するのではなく、最期までお気持ちに沿った支援をしたい、そのためにはどうすればいいのかを一緒に考えたい**と思っています。

本人・家族が望む暮らしを支援するために、事業所としてできることを一緒に検討する体制があることを伝え、安心感と情緒的サポートを行う。

在宅診療医	それぞれ対応できることが違うと思うのですが、いかがですか？

老健医師	施設ですので医療的な対応は限界がありますが、できる限りのことをしたいと思っています。**急変した場合は先生とご家族に連絡をし、対応を検討させていただきます。**先生をはじめ、みなさんと連携できると、状況を把握でき対応しやすいです。もし、**ご利用中にお亡くなりになった時は、どちらが死亡確認するか、先生にご連絡しますので、**よろしくお願いします。

急変する可能性が、自宅とは限らないため、どこで急変しても、本人の意思を尊重した対応ができるように多職種、事業所を超えて連携をすることを確認する。

デイサービス生活相談員	医療職は看護師１人のみで、急変時に救急車を呼ばない対応は前例がないので、事業所内で検討してきました。**急変した時は、まずは先生とご家族にご連絡し、指示を確認しながら対応します。**ご利用中にお亡くなりになることも想定して、**事業所で先生に死亡確認していただける体制も整えます。**

長女	私たちのわがままで、そんなことまでお願いできるんですか？　嬉しいです。**ご迷惑かけるばかりなので、もうやめたほうがいいのかと思っていましたが、**母が喜んで行くので、迷っていました。母は本当に幸せです。

発言者	ACP ディスカッションのやりとり	ポイント
ケアマネ	今日、話し合ったことの確認です。ご本人もご家族も回復の見込みがない延命治療は望まない。最期は自宅で穏やかに死を迎えられることを望む。ちょっとした体調不良や苦痛を伴う病状については、そのつど治療方針を検討する。また、自宅以外のところで急変した場合はそれぞれが家族・在宅診療医と連絡を取り合い対応を検討するが、命にかかわるような急変の場合は救急搬送しない。可能な限り、デイサービスやショートステイを利用し、Ｓさんが楽しいと思える機会をつくるという内容でよかったですか？	家族、多職種、多数の事業所の担当者が集まっての検討事項、内容が多岐にわたるため、決定したことを再確認する。
全員	（うなずく）	
長女	皆さんのお話を聞いて、少し頭の整理ができ、これからもやっていけそうです。妹にも今日お話しいただいたことは、しっかり伝えます。こうやって決めていても、いざ急変して事業所から連絡をいただいた時、「救急車を呼ばないでください」「何もしないでそのままにしてください」と言えるだろうか。**もしもの時の心づもりをしておかないといけないということ**ですね。	家族の心の揺らぎ、不安がうかがえる。
訪問看護師	状況が変わり、時間が経てば、**一度決めたことも変わるのが当然ですよ。一緒にこうやって考えていけばいいんですよ。**	気持ちが変わってもいいこと、これからも家族の気持ちを受け止め、一緒に検討し続けることを伝える。
ケアマネ	現時点でのお考えや、お話し合いさせていただいた内容については、**サービス担当者会議録に記録し、今日、出席できなかった他の担当者とも共有できるようにしておきますね。**	話し合った内容を担当者全員で共有することを伝える。

PART
2

ACP実践 ③ 場面別ACPの実践 5 サービス担当者会議 2 認知症で廃用症候群が進んだ利用者・家族とのACP

✎ カルテや支援記録への記載内容

▶ 説明の内容

　老衰に近い状況で、急変する可能性は十分あるが、変化のすべてが命に直結するものとは限らないことを説明し、救急搬送、短期入院して治療を受けたほうが苦痛の緩和、症状の軽快につながる場合もあるため、そのつど一緒に考えていくことを提案した。ただし、「延命治療はしない」「最期は自宅で穏やかに死を迎える」という本人・家族の意向により、命にかかわる急変の場合は救急搬送しない方針とした。

　また、デイサービスやショートステイを利用し、Ｓさんが楽しいと思える支援を可能な限り続けるために、家族、医療・介護スタッフ全員で情報を共有・連携し、ショートステイやデイサービス利用中の急変・看取りも視野に入れて対応を継続することを伝えた。

▶ 現時点での本人の思い

　「痛みを伴うこと、複雑な治療はしないでほしい」「食べられなくなったら終わり、チューブの栄養はいらない」「認知症で役に立たないが、家で暮らしたいから、リハビリを頑張る」

▶ 現時点での家族の思い

　病院で苦しんで亡くなった父親のつらい経験から、母親には自宅で穏やかな死を迎えさせてあげたいという強い思いがある。救急搬送、入院は延命治療につながり、すべてＳさんを苦しめることと思っていたが、在宅診療医の説明により、現時点では、救急搬送や短期入院が苦痛の緩和、症状の軽快につながる場合があることを理解した。命にかかわるような場合の救急搬送はしない方針となったが、いざ急変した時、あらかじめ決めておいたことを実行できるだろうかと気持ちは揺らいでいる。

　デイサービス、ショートステイ、リハビリテーションなどが、老衰に近い状況であっても、楽しみや生活の意欲につながっているため、多職種連携により、ギリギリまで利用できる体制ができたことを喜んでいる。

3 | 関節リウマチで寝たきりの独居の利用者とのACP

🖋 場面とACPの段階等の情報

場面：在宅介護現場にて

対象：慢性疾患が進行し寝たきり状態になった独居高齢者

● ACPの段階：第2～3段階

● 生活状況：認知機能の低下はなく、自分自身での意思決定は問題がないが、関節リウマチの進行によりほぼ寝たきり状態での独居生活

● ACPの主となる実践者：介護支援専門員（ケアマネジャー）

● サービス担当者会議参加者：在宅診療医・訪問看護師・ヘルパー・訪問入浴サービス従事者

🖋 事例紹介

Tさん　78歳　女性　関節リウマチ　要介護4　独居　生活保護世帯

　長年患っている関節リウマチが進行し、極度の四肢関節変形と拘縮が進行している。疼痛も強くほぼ寝たきりの独居生活を送るTさんだが、介護サービスの上限まで利用したとしてもTさんの望むQOLを維持した在宅生活の継続が困難となってきている。このまま生活に不安と不満を抱えながらも在宅介護を継続するか、高齢者施設への入所を選択するかの意思決定支援を行う必要がある。生活保護世帯のため、自費サービス導入などは難しい。自分自身の考えをしっかりもっており、他人の意見をなかなか聞き入れないため、これまで本人が望み通りのケアが受けられないと感じた場合には、ヘルパーの交代要請などさまざまな主張が多い性格であった。自己主張が強い分、自分自身に課すものも大きく我慢強い性格であるが、最近は「家でこんなに何もできない暮らしなら施設に入ったほうがいいかもしれない」といったことを話すようになっていると、訪問するサービス担当者からの報告がある。

🖋 ACPディスカッションを担当する者としての思い

　押し車での買い物外出も可能であった要介護1の状態から3年の間に関節リウマチの症状が進行し、痛みの増強とともに関節の変形・拘縮が強くなり日常生活が困難となってしまった。副作用がつらいと内服薬を途中で中断された時期もあり、その後さらに症状が進行したように思われる。これまでは絶対に在宅での生活を続けると言っていたが、ここ最近は自分自身で起き上がることもままならなくなってきており、弱音を口にするようにもなっている。現在の介護保険サービスだけでは在宅生活を満足に支援できているとは言えない状況であり、QOLや安全面を考えると高齢者施設への入所もやむなしかと思われる。

しかし、年齢的にもまだ若く認知機能もしっかりしているため、高齢者施設への入所となると、自尊心が保たれた生活が送れるか不安も残る。施設の暮らしの現実を話しつつ、在宅介護を支えるサービスの限界にも触れながら、今後の暮らし方についての意思決定を促す必要がある。本人の自宅にて、関係する担当者が集まってサービス担当者会議を開催し、本人の現状の身体状況への認識を共有したうえで、今後の方向性を検討していくこととなった。

🖊 ACP ディスカッションのゴール設定

①本人の身体状況の認識の確認

②現時点での生活への不安や不満の表出

③今後の暮らしへの願い（在宅生活か施設入所のどちらを選択していくか）の確認

🖊 ACP ディスカッションの実際

場面設定 自宅で関係者が集まりサービス担当者会議を開催

▶ 現在の身体状況に対する本人の認識を確認する

発言者	ACP ディスカッションの実際	ポイント
ケアマネ	Tさんこんにちは。今日はこんなに大勢で押しかけてすみません。**Tさんのこれからの望まれる暮らしについてどのように支援させていただけばよいか**、みんなでTさんの願いをうかがいながら話し合っていきたいと思います。 先日ヘルパーさんから、起き上がるのにもかなりの時間がかかり、食事準備と介助の時間が足りなかったとお聞きしました。Tさんとしては**ご自身のお身体の状態をどのように感じておられますか？**	サービス担当者会議の中で、何を話し合っていくかを明確に示す。 担当者全員に、本人自身の身体状況の認識について理解してもらうために、本人にできるだけ語ってもらうよう話を進める。
Tさん	最近、寒くなってきたのも関係するのか、関節がかたくなって痛みもすごく強くなってきた気がする。起き上がるのが本当に大変になってきた。ベッドの下に足をつけて座ることが本当に大変。 これまでは自分でオムツのパットも交換できたのにそれもかなり難しくなってきて、朝まで替えられなくてシーツまで漏れてしまうこともある。	

ケアマネ	そうだったんですね。ヘルパーさんがナイトケアで来られてから、朝のモーニングケアで来られるまで、12時間ほどあいてしまいますからね。毎日シーツまで替えるほどに濡れてしまうとつらいですね…。朝に訪問されるヘルパーさんはどのようにおっしゃっておられますか？	
ヘルパー	やはり、朝の担当ヘルパーからは、**ここ最近ほとんど毎日**訪問した時には、シーツ交換をしなければならない状況と聞いています。	最近の状況を共有する。
ケアマネ	そうですか。毎日その状態だと、冬場は冷たくなってかなりつらいですよね。ただ今のところ、毎日のケアとなると21時の最終の訪問でもなかなか担当していただける事業所さんがないのも現状で…。	
Tさん	それはわかっています。自分でパットを替えられたら問題なかったんだけど、最近本当に調子が悪い。3年前にはまだ外へ買い物にも出かけられていたのに、今は自分で新鮮な野菜も選べないから美味しいものも、季節のものも味わえなくなってきているし。こんなの生きていると言えるのかなって思うわ。	
ケアマネ	Tさんは本当にグルメで、お野菜や果物も美味しくて良いものを選ぶ目利きでしたものね。今は人任せとなってしまっていろいろ思われるところもあるでしょうね。	
Tさん	そうよ。センスのある人とない人の違いが大きくて。文句ばかり言っても仕方がないけど。最近はしんどくて、お小言を言う気力もなくなってきたわ。	

ケアマネ　確かに、いろいろな方がおられますからね。Tさんが望むような満足いくケアを提供できない場合もあること、**申し訳なく思います。**でも、今の介護保険制度の中では、なかなかTさんの生活の質を向上できるような形でケアを組み込むことも難しくなっています。ヘルパーさんたちには、施設に入るのも仕方がないかなという思いを話されているとうかがいましたが、**Tさんはご自宅でこれからも生活されることを望みますか？　特に在宅生活に求められることは何でしょうか？**

Tさん　それは、私も迷いはじめているところです。毎朝ヘルパーさんが来てくれるまで、シーツまで濡れている状況で朝の時間を過ごすのはかなり精神的につらくなってきたし、家にいても何も自分でできるわけではなく寝たきりだし。でも、唯一の楽しみが、夜350mlのビールをひと缶だけ飲むことなのよね。その唯一の楽しみは、施設に入ったら無理でしょ？飲酒はできないと昔聞いたことがあるから。

ケアマネ　そうですね。確かに一般的な高齢者施設では飲酒は認められないことが多いですね。Tさんにとっては、唯一の楽しみなのですよね。それが**できなくなる選択をすすめるということは、私にとってもつらいです。**
でも、今の在宅での生活は、Tさんの生活の質を保てているのか、という点も心配になっています。

Tさん　それは、もう我慢、我慢の連続ですよ。でも、今の制度では限界もあるのはわかりますし、わがままばかりも言っていられないしね。

ケアマネ　今の時点でもう少しこの点を**改善できればいい**とお考えのことはどんな点ですか？

Tさん　そりゃあ、夜中にも毎日ヘルパーさんに来てもらってオムツを変えてもらうことと、温かい食事をもう少し食べたいということかな。

ケアマネ	そうですよね。**やはり温かい食事というものは、生活の中でどれだけ重要か、私にも十分理解ができます。**夜中のケアは、本当に人手不足で毎日継続的にとなると、難しいものがありますし、昼間も食事の準備や入浴ケア等を組み込むとなかなか単位数も足らずに、結局毎食温かいものを調理してご提供するということが**難しい状況です。** Tさんの願いはもっともですが、実際に叶えるとなると、本当に難しいのも現状で、今のケア提供内容から大きく変化させられるかというと**実際には難しいところです…。**	本人の「温かい食事を」という願いを受け止めつつ、現在の介護保険制度でのケアの限界を伝え、在宅生活か施設入所かの選択をするための材料となる情報を提供している。
Tさん	それもよくわかっているつもりです。あなたがよくいろいろと考えてくれているのはわかるし、これ以上は望めないのかなとも思っている。とすると、呼べば誰かが夜中でも来てくれる施設のほうがいいのかなって思うようにもなってきて。	
ケアマネ	そうですか。**やはり身体が思うように動かなくなって、できないことが増えていることを自覚されているのですね。**Tさんが望む満足いく生活とは言えず、我慢の生活を送られているということですね。	現状の身体状況の認識についての再確認と、望む生活が送られていないという思いを抱いていることの確認。
Tさん	まあ、私が願うような生活は、今の制度では到底無理なのは理解しているつもりです。	
ケアマネ	わかりました。ここまでのお話を確認させてください。温かい食事の提供、夜中に定期的に訪問して排泄のお手伝いのケアを受ける、晩酌を楽しむ、ということが**Tさんの願いとしては大きいということですね。**	本人が望む生活を実現するために必要な要素について要約して確認する。そのうえで、意思決定を促していく。
Tさん	はい。それが今の私にとって自分らしく生きるささやかな願いです。	

▶ 今後の暮らし方（不安・不満を抱えながらも、このまま在宅生活を続けるか、安心安全のための高齢者施設入所を考えるか）の意思決定支援

発言者	ACP ディスカッションのやりとり	ポイント
ケアマネ	Tさんの今のお気持ちはよく理解できました。本当にいろいろとつらい思いをされていること、Tさんが望む在宅での生活とはいえ、願っている暮らしにはなっていないことなど、本当に申し訳なく思います。 Tさんにとって**これからどのような形で暮らしていくことが最善なのか**、今、Tさんの暮らしを支えさせていただいている担当者と**一緒に考えてみませんか？**	これから、本人にとっての最善の状況は何かについて、担当者を踏まえて検討したいという目的を伝える。
Tさん	そうね。自分1人では決められないことも多いし。	
ケアマネ	ではまずはTさんの今のお身体の状況について、主治医の見解をお聞かせ願えますか？	
在宅診療医	はい。**残念ながら、これまでいろいろな内服薬を調整してきましたが、劇的に改善するTさんの病状にあうものはなく、リウマチの症状は進行を続けている状況です**。今後も劇的に症状が改善するということはあまり望めないと判断しています。とにかく今お出ししているお薬をしっかり飲んでいただくことが大切です。	
ケアマネ	わかりました。**Tさんの症状が今後劇的に改善するということは難しい可能性が高い**ということですね。今、日常生活のほとんどのことがご自身1人では難しい状況になっておられますし、先ほどうかがったTさんが望む生活が実現できているとは言えない状況だと、担当者としては感じています。ここまで**数年間継続して**Tさんの身体状況の**変化をみていただいてきた訪問看護師さんからみて、Tさんの身体の状況と現在の暮らしについてどのようにお感じですか？**	今後の病状の経過について、本人にも理解できるように再度確認する。 身体状況の変化について本人に客観的に理解してもらうように、説明を求める。

訪問 看護師	Tさんは、3年前にはじめてお会いした時にはまだ外出も可能な状況でしたが、今は訪問して他動的に関節の運動をしなければ、ご自身で動かすこともかなり難しくなっておられます。**このままでは関節の拘縮も進んでしまうと感じます。**24時間お1人の暮らしを、介護保険のサービスだけで支えていくということに、かなり限界を感じる時もあります。何よりTさんのQOLが保てているのか、いつも不安を感じていました。	これから先の予測を伝える。
ケアマネ	そうですね。ここに集まったTさんにかかわる担当者全員が、TさんのQOLが本当に今の在宅生活を続けるということで保たれるのか、考えさせられるところがあります。とはいっても、これは**Tさんご自身がどういう暮らしが最善の状況と言えるのか、**さまざまなことを取捨選択したうえで考えていただくことが先決だと思っています。 Tさんがこのまま在宅での生活を望まれるか、もしくは**夜中に支援してもらえることを重視して、高齢者施設への入所を検討していくか、**これからはこの2つの選択肢について考えておく必要があると思います。	担当者の思いを聞いてもらったうえで、それでもあくまでも本人自身の思いを優先していきたいという考えを示す。 考えられる選択肢を明確に示す。
訪問 看護師	本来であれば、もう少し関節を動かす運動ができる時間がとれれば、もしかするともう少し身体が動かしやすくなるかもしれないとは思いますが、今の制度ではこれ以上は難しいのですよね。	
訪問入浴	お風呂で温まったあとに、少しだけ関節の運動を取り入れていますが、その時は少し楽そうにされています。	
在宅 診療医	確かに、**このままでは関節を動かすことが少なくなって、大きな大切な関節もかたくなり座ることも難しくなってしまう**かもしれません。**そうなると、Tさんが座って食事を摂ることも難しくなりますし、**いろいろと生活上の支障がでてくるでしょう。	今後の経過の中で起こりうる予測をわかりやすく提示する。
ケアマネ	なるほど。**ということは、**まずは在宅生活を続けるか施設入所を考えるかという前に、**もう少しTさんに関節を動かしていただけるような機会をつくるということを考えなければ**QOLの低下をきたしてしまうということですね。	新たな課題が見えたことを強調して提示する。

Tさん　　最近、私自身で関節を動かすのが難しくなってきているし、寝たきりになっているので、余計にかたまってきている気がしました。オムツ交換の時も股関節が動きにくくなっている気がしています。

ケアマネ　なるほど。股関節や大きな関節がかたまってしまうと座位も難しくなってしまいますね。座位がとれないと食事も美味しく摂れなくなってしまい、グルメのTさんにとっては大変つらい状況になりますね。まずはもう少し関節を意識して動かせる時間をもてるように考える必要がありそうですね。**そのうえで、今後在宅生活を続けるか、施設入所を考えるか、ということを検討いただくということですね。Tさんはどう思われますか？**

新たに見えた前向きな課題への対応を考えつつ、今後も継続して在宅か施設かという選択肢を本人に考えてもらえるように示唆する。
改めて本人に方向性の同意を確認する。

Tさん　　在宅生活を続けるにしても施設に入るにしても、座れないということは、それこそ生きていても仕方がないと思います。ビールも美味しく飲めないしね（笑）。もう少し頑張って動くように私も考えてみます。
今日、このように皆さんとお話ししていると、まだもう少し、不自由はあってもこの家で暮らしていたいなと思うようになりました。施設入所はもう少し先に考えてもいいですか？

ケアマネ　もちろんです。今日はみんなで話をすることで、**これまで見えていなかった課題も見えてきましたし、Tさんが本来望まれる生活に欠かせないものが明らかになりました。** 明日からのケアプランにも反映させていきたいと思います。ありがとうございました。

一度の話し合いで意思決定を促すのではなく、考えはじめるためのさまざまな客観的状況を本人・担当者間で確認し合うことで本日のACPは終了する。

Tさん　　皆さんが頑張ってくださる分、私もできることを考えながら1日1日を大切に生きたいと思います。ありがとうございます。これからもよろしくお願いします。

🖋 カルテや支援記録への記載内容

> ▶ **説明の内容**
>
> 　現在、最大限の介護保険サービスを使って在宅生活を支えているが、本人の望んでいる生活の実現には至れていないことは担当者として理解していることと、介護保険サービスの限界について説明をした。そのうえで、本人が思う最善の暮らしを実現するうえで望むことについて確認した。
>
> ----
>
> ▶ **現時点での本人の思い**
>
> 　身体の状態が3年前と比べても劇的に悪化していることは理解している。思うように身体が動かなくなり、特に12時間以上誰の訪問もない状況に対する不安と不満がある。しかし、介護保険サービスの限界も理解はしている。今後、高齢者施設への入所も視野に入れていかねばならないとは考えているが、今のタイミングではないと思っている。願いは、温かい食事を食べたいこと、夜中に一度訪問してもらえる人がいれば安心できること、就寝前にビールを1本飲むことができればもう少し在宅生活を続けたいと考えている。

6 高齢者施設

1 進行性核上性麻痺の利用者との ACP

🔖 場面と ACP の段階等の情報

場面：入所 1 か月後の施設内サービス担当者会議にて

対象：介護老人保健施設入所高齢者、妻、娘

● ACP の段階：第 3 段階

● 生活状況：高齢の妻と 2 人で暮らしていたが、介護が必要となり介護老人保健施設に入所、娘夫婦が近所

● ACP 実践者：施設管理医師 ・ ソーシャルワーカー ・看護師・介護福祉士

🔖 事例紹介

U さん　78 歳　男性　進行性核上性麻痺　介護老人保健施設入所中

　2 年ほど前に進行性核上性麻痺の診断を受けたが、近所に住む娘夫婦の支援を受けて妻と 2 人暮らしをしていた。妻と娘夫婦は疾患について説明を受けているが、治療法のない進行性の疾患であることもあり、今までは本人への詳しい説明は望んでいなかった。疾患は徐々に進行、転倒が増えて歩行が困難となり、認知機能障害もある。高齢の妻の介護負担が大きく、介護老人保健施設に入所した。すでに構音障害と嚥下障害もではじめている。本人は疾患の説明を受けていないことから、入所してリハビリテーションをすれば、在宅で今まで通りの生活ができるはずだと思っている。実際、入所後、リハビリテーションで歩行器歩行が何とか可能となっているが、進行する疾患でもあり、妻と娘夫婦は、今後の医療と生活の場についていよいよ本人と話し合わなければならないと考えている。しかし、精神的な負担が大きく、医師を含めた施設職員の支援を求めている。

🔖 ACP ディスカッションを担当する者としての思い

施設管理医師の思い

　疾患名は告知を受けているが、その経過について詳しい説明を受けることなく病状が進行した。何もわからないまま進行する病状や施設入所に対する U さんの思いや不安を受け止めたうえで、今後の予想される疾患経過について説明を行い、嚥下障害やコミュニケーション障害を含め、全身の運動障害が進行する中で、どのような医療を求めるか、生活の場や暮らし方をどのように設定するか、今のうちから本人の願いを話し合う必要がある。しかし、今回ははじめての病状説明であり、性急に話を進めるのでなく、U さんの不

安や思いを確認しながら無理のない範囲で話し合い、今後、話し合いを重ねていくのがいいと考えている。本日は悪い知らせを医師から伝えることを想定しているので、普段からの関係性が密にあるソーシャルワーカーが全体のACPの流れをつくるよう事前に打ち合わせた。

✎ ACP ディスカッションのゴール設定

①疾患と現在の状況に対する本人の認識と思いを確認する

②疾患経過と今後とりうる医療、必要なケアについて本人に明確に説明し、認識を確認する

③本人の病状認識による衝撃や不安について全員で共有し、支援を検討する

④本人の今後の医療・ケアについて本人の願いや意思を確認・共有し、支援を検討する

✎ ACP ディスカッションの実際

場面設定 入所1か月後のサービス担当者会議で本人・妻・娘と施設の多職種職員で行う

▶ **本人の病状認識を確認、疾患の経過を説明**

発言者	ACP ディスカッションのやりとり	ポイント
ソーシャルワーカー	こんにちは、Uさん。入所して1か月になりますが、ここの生活に慣れましたか？ 何か困ったことはありませんか？	多人数の中ではじめから思いをすべて話すのは難しいので、まずは本人が話しやすい話題から入っている。
Uさん	特に困ったことはないけれど、そろそろ家に帰れるんじゃないかな。歩く練習もだいぶやったし、母さんにそんなに面倒かけなくても暮らしていけると思う。でも、わしも年だな、なかなかさっさと歩けるようにならないな。	疾患と現在の病状を理解できていないが、不安もあり、それを高齢のためと考えることで解消しようとしていることがわかるので、まずは本人の思いを受け止める。

看護師	**Uさん、リハビリ頑張ってますね。**少しお薬の調整もさせていただいたので、付き添いは必要ですが、**何とか**歩行器でトイレには行けるようになりました。	本人の頑張りを評価しながら現在の状態報告。
娘	本当にありがとうございます。トイレに自分で行けてるって。ここに入るのを嫌だ嫌だと言っていたけど、入ってリハビリしてよかったね、お父さん。ただ、最近、声が小さくなってきて、何回も聞き返さないと**何言っているかわからないこと**もあるんですよ。持って来た**おやつでむせたりするし。**	疾患の進行に対しての家族の不安が表出されている。
Uさん	わしももう年だしな。年をとると飲み込みにくくなるんじゃ。	
ソーシャルワーカー	**ご心配ですね。**入所されて1か月、Uさんをみんなでケアさせていただきました。**今日はUさんの病気のお話と、これからどのように暮らしていくのがいいか、Uさんとご家族だけでなく、私たちも一緒に考えさせていただきたいと思って**お集まりいただきました。	話し合いの主旨を明確にし、話し合いの場にいる全員が本人・家族のために集まっている支援者であることを伝える。
娘	よろしくお願いします。	
施設管理医師	今もお話ししましたように、**リハビリとお薬の調整で少し動作はよくなっています。**飲み込みにくさやはっきりとしゃべりにくいことについては、言語聴覚士という飲み込みや話すことのリハビリの専門家が訓練をはじめています。ただ、**残念ですが、この病気はゆっくりと進んでいく病気で、だんだん身体の動きは悪くなって自分では動くのが難しくなります。**お気づきになっているように、しゃべったり、食べ物を飲み込むこともだんだん難しくなっていきます。今はお薬が少し効いて動きは改善していますが、病気が進むのを止める効果はありません。	悪い知らせから入るとそれだけがクローズアップされ、その他の事項が頭に入っていかないことも多いので、まずは治療やリハビリテーションを説明、病状の改善点も告げてから悪い知らせへと移っていく。 悪い知らせでは、症状の説明と、進行するとどういう状態になるかを告げ、進行性の疾患であり、回復のための治療法がないことも明確にしている。

Uさん	えっ、どんどん悪くなっていく？　リハビリしてもだめなのか？　リハビリしてだいぶ良くなったと思うんじゃけど。	衝撃を受けていることがわかり、衝撃を和らげる対応が必要。
施設管理医師	**残念ですが、リハビリで病気の進行を止めること自体はできません。**でも、リハビリは動きを少しでも長く良い状態に保つのには効果がありますので、続けていくことはとても大事なことです。	疾患については、考える基盤となるので悪い知らせでも明確にしておく。リハビリテーションなども含め治療が大事なことは強調しておく。
Uさん	治らんのか？　いい薬はないのか？	
施設管理医師	現在の医療では治すのは難しいのです。でも、すぐに動けなくなる、食べられなくなるわけではなく、人によってそれぞれ違うので何年とは言えませんが、**年単位にゆっくりと進んでいくので、これからどのような医療を受けていくのか、暮らしていくのか、ということを考えるのが非常に大事になります。**	本人が受けた衝撃を緩和するために、進行が年単位であり、時間があることを告げている。
Uさん	…（考え込む）	
妻	（涙声で）お父さん、難儀な病気になって…。これまで病気という病気になったことがない元気な人だったのに。	妻は疾患を受容できていないことがわかるので、今後、妻に対する疾患受容への配慮も必要であることがわかる。

▶ 本人の病状経過説明による衝撃を受け止めながらこれからの医療や暮らしの願いの表出をはかる

発言者	ACP ディスカッションのやりとり	ポイント
ソーシャルワーカー	Uさん、お話を聞いてびっくりされたでしょう？　どうですか、今日はここまでで話し合いを終わりましょうか？　考える時間が必要であれば遠慮なく言ってくださいね。	本人の衝撃の強さを確認し、話し合いを続けるべきかどうか探る。
Uさん	いや。おかしいとは思ってたんじゃ。病院に通っても悪くなっていくし。転んでばかりだし、食べたらむせるし。みんな何にも言わないけれど、おかしいとは思ってたんじゃ…。最後は動けなくて食べられなくなるんか？	
医師	そうですね。リハビリを続けて、食事の形態を変えたりしてできるだけ食べられるように考えますが、それでも最後にはどうしても飲み込むのが難しくなり、管で直接栄養を胃に入れる方法や点滴などの処置を考えなくてはいけません。栄養を補給する方法についてはまた、メリット・デメリット含めて次の機会にご説明させていただきます。	質問に対して情報を提供しているが、詳細な説明は、衝撃が強い今回より次回がいいと判断している。
介護福祉士	みんなでUさんが生活しやすくなるように一緒に考えていくので、Uさんもご家族も不安なことがあれば何でも言ってくださいね。	本人と家族の不安を多職種で支援すること、いつでも相談にのれることを伝えて、衝撃と不安を軽減する。
Uさん	ここに不満はないけれど、やっぱり家に帰りたい。やっぱり家が一番じゃ。でも、だんだん悪くなるのなら、家で暮らすのはもう無理ということかな。母さんは腰と膝が悪いし。わしも年だから難儀な病気になるのも仕方がないかなあと思うけれど、もうこれで家に帰れんと思うと…。	
娘	私もお父さんを家で暮らさせてあげたいと思うけど、お母さんだけではお父さんの面倒をみるのは無理だし、私たちも仕事があるから、ずっと一緒にいて世話するのは難しいし。	思いと現実との乖離に苦しんでいる家族の思いが表出される。

ソーシャルワーカー	お家がお好きなんですね。お家に帰ったら、**何かしたいことはありますか?**	強い在宅復帰の願いがあるが、家族の状況を考えることもできているのでもう少し詳細に願いを聞く。
Uさん	**あの家はわしが建てたんじゃ。**一所懸命働いて建てた家じゃからな、**庭の手入れもわしがしてやらんとな。**建てた時からわしが自分でしてたんじゃ。	
妻	転んで危ないから庭に下りないでって言うのに勝手に下りるんです。やっぱり転ぶのに。ねえ、お父さん。	十分な危険認識は期待できないこと、妻では止められないことがわかる。
Uさん	家に帰りたいな。**あとのことは今は考えられん。**	
介護福祉士	ずっと家にいるのが難しくても、例えば、娘さんがお時間がある時に家に帰るとか、あるいは、今はいろいろな介護サービスがあるので、それを使うことでお家で過ごすこともできるかもしれません。**次回はリハビリ職員にも入ってもらって、一緒に考えましょう。**	介護サービスの導入など、本人や家族が今後を考えるうえで大事なポイントとなる本人の願いを叶える方法があるかもしれないことを提案。
娘	父にとって本当に大事な家なんです。ぜひ、よろしくお願いします。	

ソーシャル　今日は、はじめて病気の説明を受けて、**ずいぶんビックリさ**
ワーカー　**れたと思います。今日はここまでにして、ゆっくりと考えて**
ください。そして、Uさんとご家族が次の話を聞いてもいい
なと思われたら、もう少し詳しく病気とその医療的な処置に
ついて先生に説明してもらいましょう。いろいろ聞きたいこ
とも出てくるかもしれないですし。**家で暮らしたいという願**
いはよくわかりました。Uさんがこれから受けたい医療や送
りたい暮らしを一つひとつ詳しく考えられるように、そして、
実現できるように、ぜひ、私たちに手伝わせてください。
今日はどうもお疲れ様でした。

<aside>
本人・家族の精神的負担をねぎらい、本日明らかとなった本人の願いを最後に確認、次回および今後の話し合いの主旨を共有し、この場の全員が支援者であることを最後に明確にする。
</aside>

✎ カルテや支援記録への記載内容

▶ 説明の内容

　進行性核上性麻痺についてUさんにはじめて説明を行った。進行性であり、現時点では治療法がなく、年単位で徐々に動けなくなり、また、嚥下障害も出現するため、胃ろうなどの医療処置を考慮する必要性がある。在宅生活については介護サービスの導入などで可能か検討する余地があること、次回はもう少し詳しい説明を行い、医療やケアを詳しく検討していくことを説明した。

▶ 現時点での本人の思い

　理解できないままに進行する病状に不安をもっていたため、病状説明では衝撃は受けながらも理解しようとする言葉がみられた。はじめてで、概略的な病状説明であり、現時点では細かい願いまでは考えることは難しいが、在宅生活への強い思いだけは明確に表明している。

▶ 現時点での家族の思い

　妻はまだ、夫が進行性核上性麻痺となり、次第に病状が進行していくことを受け入れられないでいる。娘はUさんに病状を説明し、今後について相談することが必要なのは理解しているが、自ら行うのは精神的な負担であり、施設の支援を求めている。また、在宅生活を送りたいという父親の願いを家庭の事情でかなえられないことをつらく思っている。

2 ┃ 認知症で誤嚥性肺炎を繰り返す利用者家族との ACP

📝 場面と ACP の段階等の情報

場面：終末期の医療・居場所を決定する担当者会議にて

対象：娘夫婦（本人は進行した認知症と体調不良のため出席せず）

● ACP の段階：第 3 段階

● 生活状況：娘夫婦と同居していたが、老衰のため高齢者施設に入所

● ACP 実践者： 施設管理医師 ・ ソーシャルワーカー ・看護師・介護福祉士

📝 事例紹介

V さん　97 歳　女性　誤嚥性肺炎　老衰・認知症による終末期

　1 人娘夫婦と孫娘と同居生活を送っていたが、高齢による ADL の低下と認知症も加わって、在宅での介護が困難となり、高齢者施設に入所した。入所時は、認知症はあるものの、支援があれば意思の表明が可能であり、V さんを含めて今後についての話し合いの中で、「1 人娘に負担をかけたくないので施設を第二の我が家と思い暮らしていきたい」「自分も高齢であり、胃ろうなどの人工的処置はいらないし、入院はせず、施設でできるだけの医療でよい」との願いがあった。しかし、娘には、医療を施設でできる範囲の対応にとどめることについて葛藤があった。サービス担当者会議の度に話し合いを重ねてきたが、最初の施設利用から 4 年がたち、その間に老衰と認知症が進み、会話が難しくなり、食事時以外はほとんど眠って過ごすようになった。摂食量も減り、誤嚥性肺炎を短期間で繰り返し、いよいよ老衰による終末期に入ったと考えられた。

📝 ACP ディスカッションを担当する者としての思い

施設管理医師・ソーシャルワーカーの思い

　全身状態が低下しており、次回誤嚥性肺炎を発症したら、病院へ搬送し積極的な治療を求めるか、それともこのまま施設で看取りを行うかを決める必要がある。V さん本人に願いを再確認することは現在不可能である。今まで繰り返してきた話し合いをもとに現在の V さんの願いを全員で推認・共有し、思いに沿った対応をしたいと考えている。

📝 ACP ディスカッションのゴール設定

①本人の病状と今後とりうる医療・ケアについて家族へ説明

②家族が本人の願いと意思を推定し、今後の医療・ケアを検討・選択できるように支援する

③本人の生命にかかわる決定を行う家族の不安・葛藤などの気持ちの確認と支援

✍ ACP ディスカッションの実際

場面設定 施設の面談室で娘夫婦と施設多職種職員が一堂に会している

▶ 現在までの経過と ACP の内容・家族の気持ちを確認・共有したのち、現在の病状を説明、家族の認識を確認する

発言者	ACP ディスカッションのやりとり	ポイント
ソーシャルワーカー	こんにちは。今日は、Ⅴさんの現在の状態のご説明と今後の治療についての話し合いを行いたいと思ってご連絡を差し上げました。お忙しい中、お呼びだてして申し訳ありません。	話し合いを行う理由をはじめに告げることで、家族が論点を理解・整理しやすくする。 重い話であるが、日頃から接触が多く信頼関係の深いソーシャルワーカーが話の口火を切ることで家族が話に入りやすくする。
娘	こちらこそいつもご迷惑をおかけします。	
施設管理医師	前回の会議でもお話ししましたように、1年ほど前から眠っている時間が増えて、今では食事の時間以外はほとんど寝て過ごされるようになっています。お食事の量も減り、体重が減ってしまいました。毎日のように面会に来てくださっているので**お気づきだと思いますが、老衰が進んでいる状態だと思います。**	今までの経過を家族が気づいているだろう事柄で告げることで、深刻な状態であることを家族が理解・受容しやすくするとともに、家族の本人の病状認識を確認している。
娘	わかっています。いつ来ても眠っているし、顔を見ても随分痩せたな、と思っていました。以前、先生から胃ろうのお話があった時、本当に悩みました。でも、母が自分の意見を言えた時、何回聞いても胃ろうはいらないと言っていたことを思い出して、**胃ろうを造らずに、このまま食べられるだけでいこうと決めました。**それでも、**痩せていく母を見ているのはつらいものですね。**	娘が母親の衰弱を認識していることが確認できる。また、母親の命にかかわる選択には葛藤があり、まだ十分受容できていないことがわかる。この思いを受け止めながら話を進めていく必要がある。

娘の夫	今でも時々言うんですよ。「胃ろうして栄養を入れなくてよかったかな」って。それで、「皆さんにも入ってもらって一緒に、あれだけ何回も話し合っただろう？　今のお義母さんは、栄養を入れても、延命にはなっても若返って元気になるわけではないし、お義母さんは延命のための胃ろうはいらないと言ってたよね」と答えるんです。	娘の夫が娘の葛藤に対する良き支援者であり、これから行わねばならない決断に対する娘の精神的負担を支援する際の良き協力者となれることが確認できる。
娘	主人にそう言ってもらえると本当にほっとするんです。	
ソーシャルワーカー	そうですね、**家族の命にかかわることを決めるのは、本当につらいですね。**Ｖさんの願いを聞いていても、悩んでしまうのは当然だと思います。**ご主人がお話を聞いてくださるのは心強いですね。**	娘の葛藤を受け止め、共感することで娘の思いを理解していることを示し、精神的な負担を軽減する。娘の夫が娘の良き支援者であることを精神的負担の大きい決断の前に明確にする。
施設管理医師	現在、Ｖさんは飲み込む力も弱って、誤嚥による肺炎を繰り返されていますが、徐々にその間隔が短くなっていることから、近いうちに再び誤嚥性肺炎を起こす可能性が高いと考えています。もし、**積極的に肺炎の治療を行うのなら、入院する必要があります。**その他の方法としては、老衰が進み、誤嚥性肺炎を何度も繰り返している状態ですが、老衰に対しては治療法がないことから、**肺炎の治療をするのでなく、苦しんだりしないで穏やかに過ごせるように医療を行い、施設で看取る、という選択肢もあります。**	悪い情報であるが、明確に現状と推定される未来を説明することで、大きく異なる医療の選択肢を理解しやすくしている。
看護師	入院して肺炎の治療を積極的に行うか、施設でできるだけ穏やかに過ごせるように努めながら最期の時を迎えていただくか、ということですね。	医師の提示を要約することで、家族が理解できているかを確認する。医療に関することなので、医療職（看護師）が行うと家族は言葉を受け入れやすい。

娘	今までのように、ここで肺炎の治療をすることは難しいということでしょうか？	

施設管理医師	そうですね。衰弱が進んでいて全身の状態もよくないので、**施設での治療は難しいと思います**。	質問に答える形で家族の理解を深めるため、選択肢についての補足を行う。

娘	どうしよう？　どうしたらいいでしょう？	選択の葛藤と負担で混乱していることがわかるので、それを受容しながら話す必要がある。

▶ 今まで繰り返してきた ACP をもとに、本人の願いに沿った選択を検討し、それに対する家族の思いを把握し、支援する

発言者	ACP ディスカッションのやりとり	ポイント
ソーシャルワーカー	**V さんがまだお元気だった頃の話し合いでは、もう高齢だし、入院での治療はいらない、最期まで施設で暮らしたい**、ということでした。	娘の混乱を受け止め、混乱を解消する手がかりとして以前の ACP での内容を再確認するが、決断の押しつけにならないように事実だけを述べている。
娘	そうなんですけど、そうすると死んでしまうんですよね？どうしよう。	
ソーシャルワーカー	**ご主人はどうお考えですか？**	良き支援者に援助を求めるのもよい。
娘の夫	私は実の親子ではないので決められないですが。今までの話し合いでは、「ここで**最期を迎えたい、入院したくない**」といつも言っていました。元気なころ、お義母さんはとにかく、**言い出したら聞かない人だった**から。	

ソーシャルワーカー	そうなんですか。**自分の意見をしっかりもった方だったのですね。ではどうでしょう。もし、Ｖさんがお話しできる状態であれば、どちらを選ばれると思いますか？** 人の意見はしばしば変わるものですが、この場合はどうでしょう？	本人の性格を再確認することで、娘が本人の願いを推定し、意思決定しやすい環境をつくる。
娘	そうですね。母は頑固だから、いつも、自分で決めたことは私がいくら説得しても変えないんですよ。本当は家にいたかったんでしょうけど、１人娘の私に負担をかけまいと、ここを本当に第二の我が家と思い定めたのでしょうね。ここで最期を迎えたいと言ったのも、皆さんによくしていただいたからだと思います。私もいつも感謝しています。	
ソーシャルワーカー	そう言っていただくと私たちも本当にありがたいです。私たちこそ、Ｖさんにいろいろと教えられています。**時々怒られもしましたけれど、おっしゃることは筋が通っていました。**	娘の内省、状況の整理をしはじめている発言を受けて、本人の性格を話すことで、娘の内省・整理をさらに促す。
娘	本当は母がいなくなることが怖くって。母の命を私が決めると思うと怖いんです。でも、母の願い通りにしてあげるのが最後の親孝行なんでしょうね。ずっと願いは変わらなかったし、母は言い出したら聞かない人だったし。母の思い通りにしてあげたいと思います。病院に運ぶのでなく、ここで穏やかに最期を迎えられるようにお願いします。	葛藤の原因を内省・表出することで母親の願いを考えられるようになった。
施設管理医師	**お気持ちはよくわかります。大事なお母様ですから、悩まれるのも怖くなるのも当然だと思います。できるだけ苦しまれることなく穏やかに最期を迎えられるようにみんなで力を合わせてケアをさせていただきたいと思います。**	娘の葛藤・恐怖を理解し、受け止め、緩和ケアを含めた最善のケアを約束することで、母親の命にかかわる決定をしたという精神的な負担を軽減する。
娘	母をよろしくお願いいたします。	

| ソーシャル ワーカー | それでは、次回肺炎を起こされても病院へ送るのではなく、施設で対応させていただきます。 ただ、人の意見は変わるものですし、もし、**お考えが変わったり、迷ったりした時はいつでも遠慮せずにおっしゃってくださいね。** 今日はつらい話し合いだったと思いますが、どうもありがとうございました。 | 最後に話し合いのまとめと、いつでも決断は変更可能であることを明確にしておく。 つらい決断をした娘にねぎらいの言葉をかけて終わる。 |

🖊 カルテや支援記録への記載内容

> ### ▶ 説明の内容
> 　老衰による終末期にあり、意思決定や意思表明が困難な状態となっている。誤嚥性肺炎を短期間で繰り返しており、全身の衰弱も強く、次に肺炎を起こした時に、入院で積極的な治療を行うか、施設での緩和ケアと看取りを行うか話し合っておく必要があることを説明した。本人の意思表示は不可能なため、今まで繰り返してきたACPからの本人の推定意思に基づいての医療・ケアの方向性の確認を家族と行った。

> ### ▶ 現時点での本人の思い
> 　老衰と認知症で、現在、意思決定や意思表明が困難になっている。最初の施設利用からの4年間に繰り返し行われたACPでは、延命のためだけの入院や人工的処置は不要で、施設を第二の我が家として最期の時まで暮らしていきたいとの表明がなされていた。

> ### ▶ 現時点での家族の思い
> 　母親を失う恐怖や母親の命を自分が決めるという思いからくる恐怖で医療・ケアの方向性を判断することに強い葛藤があったが、話し合いの中で、今まで積み重ねてきたACPで表明されていた母親の願いを理解し、叶えることを決心した。

PART 3

ACP実践ワーク

　ここでは、病院や施設、在宅で勤務する医療介護スタッフが ACP 実践力を高めるために、自施設での研修を企画する際に活用できる実践ワークを紹介する。

　紹介する ACP 実践ロールプレイ・トレーニングに関しては、これまで筆者が病院スタッフや高齢者施設スタッフ・地域包括ケアを担う多職種スタッフに対してさまざまな場面で実施してきた。

　本ロールプレイ・トレーニング実施によるスタッフの EOL ケアへの意識変容や、死生観の変化等も確認ができている[1]。ぜひ現場の多くの医療介護スタッフ間で ACP 実践力向上のためご活用いただきたい。

＊このワークの実施方法（50 分）

①**グループ分け**：4 名 1 グループ（ACP 実践者役、本人・家族役、観察者役）

②**役割の決定**：担当者役を決定し、役になり切るために事例を読み込む。

＊ ACP 実践者は、現在の自分の職種としての立場で実施しても、他職者としての立場になりきって実施
　 してもよい（どちらも体験することで、他職種の立場としての役割も理解することができる）。

③**個人ワーク（15 分）**：ロールプレイ実施前に、それぞれ個人ワークシートを用いて自分の
　 考えを整理し、ACP 実践者は、どのように話を切り出すか等進め方を考えておく。本人・
　 家族は聞きたいと思うことや話そうと思うことについて想像しながら考えておく。

④ **ACP 実践ロールプレイ実施(15 分)**：それぞれの役割になりきって、ACP 実践を体験する。
　 観察者役は、ロールプレイ終了後に各担当者へ実施の様子や評価をフィードバックできるよ
　 うに、各担当者の表情や言葉などを観察しメモに残す。

⑤**各グループでのフィードバックとディスカッション（10 分）**：観察者役からグループメ
　 ンバーへのフィードバックを行い、それぞれの担当者役として難しかった点、気づいた点に
　 ついてディスカッションする。

⑤**全体でのフィードバック・共有（10 分）**：全体でどのような意見が出たか、各グループ代
　 表者が発言し全体で共有する。

文献

1) Hamayoshi M, Goto S, Matsuoka C, et al. : Effects of an advance care planning educational
programme intervention on the end-of-life care attitudes of multidisciplinary practitioners at an
acute hospital: A pre- and post-study. Palliative Medicine, 33（9）: 1158-1165.
https://doi.org/10.1177%2F0269216319860707（2020 年 6 月アクセス）

❶ 病院編：ACP ロールプレイ・トレーニングの進め方

このロールプレイ・トレーニングは、病院で ACP 実践者としてどのように意思決定支援を進めていくかということを考え、ACP 実践を体験するために活用していただくものです。

さらに、医療介護スタッフから ACP をすすめられる家族役と、その ACP ディスカッションとコミュニケーションを客観的にみる観察者役をそれぞれ体験できるように 4 名 1 グループでワークができるように事例を準備しています。

ACP を実施する医療介護スタッフ役、ACP を受ける家族役（本人の夫と息子）、それらのやりとりを客観的にみる観察者役に分かれて ACP ディスカッションの実際を体験することで、ACP を実施する側とそれを受ける側の気持ちを体感することを目的としています。

事前に役割を決定し、担当する役割の事例をそれぞれに読み込み、その役になりきってそれぞれの立場での ACP を意識したコミュニケーション・ディスカッションを体験してみてください。

ロールプレイの後、気づいたことなどについてお互いに意見交換をすることにより、ACP 実践者としての思いや ACP を受ける側の思いを知ることができます。双方が感じることを理解することによって、ACP 実践力を高めることが期待できます。

事例は、

W 子さん　82 歳　女性　右脳梗塞と認知症　夫婦 2 人暮らし　大阪府在住
　　認知機能低下とせん妄発症により自分自身のことを理解できていない状況での今後の治療と暮らしの方向性についての意思決定を進めます。

役割は、以下の 4 名です。
① W 子さんの担当医療介護スタッフ
② W 子さんの夫の K 男さん（87 歳）：主介護者であるが、自分自身も認知機能が低下してきている
③ W 子さんの長男の T 男さん（60 歳）：父親との折り合いは悪いが母親である W 子さんへの愛情は深い。遠方に在住しているので介護にかかわれない
④観察者役

> あなたは、医療介護スタッフ（医師 or 看護師 or 相談員 or）です！
> 情報を読んで役になりきってください。

事例 W子さん　82歳　女性　右脳梗塞と誤嚥性肺炎　夫婦2人暮らし　大阪府在住

　W子さんは4年前にアルツハイマー型認知症の診断を受けている。87歳の夫のK男さんとともに、デイサービスと訪問サービスを利用しながら、なんとか老夫婦での在宅生活を送っていた（夫も最近もの忘れがでてきている様子）。

　2か月前にW子さんは自宅で脳梗塞を発症し、緊急入院となった。脳梗塞治療とリハビリテーションのため入院生活が続いているが、嚥下機能が低下し誤嚥性肺炎を起こしてしまった。現在嚥下リハビリテーションを実施し経口摂取を開始しているが、集中力もなく思うように進まない。介助にて車いす移乗はできるようになってきたが、長時間の座位保持は難しい。本人は「早く帰らして！　何でここにおるの？」とスタッフの顔を見るたびに訴えている。夫も毎日病院へ見舞いに来て「家に帰ろう」と妻に呼びかけている。夫にも疲労がみられてきており、「妻はご飯を食べられるようになるのか…」と不安げであるが、W子さんの好物のどら焼き等を置いて帰る。子どもは長男のT男さんが1人いるが、北海道の牧場勤務でもともとあまり連絡をし合う関係ではなかったため、長年夫婦2人で支え合って生活してきたとのこと。

「あなたは、W子さんの担当医療介護スタッフ（医師 or 看護師 or 相談員 or）です」

　W子さんの肺炎は抗菌薬で治癒しましたが、肺炎後心身ともに機能低下がみられ嚥下機能が急に低下してきています。食事介助時も、周りをキョロキョロ見回して集中できず危険で、見当識も低下し認知症の症状も進んできているようです。リハビリテーションで車いす移乗はできるようになりましたが、30分を過ぎると麻痺が残るほうへ傾き、座位保持が不安定になってくるので、これ以上のADL向上は難しいかもしれません。水分も強いとろみをつけて何とか嚥下できるようにはなってきていますが、食事介助に1時間かけても嚥下食の半分程度しか食べられないので食事が安全に摂れるようになるかどうかは微妙なところで、このままでは栄養も十分でなく体力低下が心配です。

　W子さんの夫は毎日面会にきて、W子さんが好きなどら焼きをベッドサイドに置いて帰ります。病院側としては、持ち込み食はやめるようお願いしていますが、何度も持ち込みのお菓子を持参するので、今ひとつ、W子さんの状態を理解できていないように見受けられます。夫も高齢のため疲れてきている様子で、痩せてきているように見えます。

　長男のT男さんは、緊急入院後1度だけ北海道から見舞いに来ていましたが、すぐに帰ってしまいその後は来ていません。

　担当者としては、W子さんの心身の状態についての説明と今後についての意思確認をしておかなければと考えています。高齢でもの忘れがでてきている夫だけでなく、長男のT男さんの意向も確認しようと、北海道から一度来てもらうように連絡をしました。

　あなたは、W子さんの担当医療介護スタッフです。これから、長男と夫が来院されることになっています。今日はW子さんの今後について、「もしもの時」の話し合いをはじめるつもりです。家族には相談したいことがあると電話で伝えて来院してもらうことにしました。

　どのように、どこまでの話をするか、まず①〜④まで考えてみてください。

	方向性・帰着点・声かけの内容	確認したいこと
①担当者として、W子さんの今後の状態をどのように予測していますか？		
②今日の話し合いでは、家族に何を伝えなければと思いますか？		
④どのように話を切り出しますか？		
④今日の話し合いで、どこまでのことを確認しておこうと思いますか？		
⑤ロールプレイをしてみて、考えたこと、気づいたことはどんなことでしょうか？ ＊聞きたいことが聞けたか、言いたいことが言えたか？		

[あなたは、W子さんの長男「T男さん」です！
情報を読んで役になりきってください。]

事例 **W子さん　82歳　女性　右脳梗塞と誤嚥性肺炎　夫婦2人暮らし　大阪府在住**

　W子さんは4年前にアルツハイマー型認知症の診断を受けている。87歳の夫のK男さんとともに、デイサービスと訪問サービスを利用しながら、なんとか老夫婦での在宅生活を送っていた（夫も最近もの忘れがでてきている様子）。

　2か月前にW子さんは自宅で脳梗塞を発症し、緊急入院となった。脳梗塞治療とリハビリテーションのため入院生活が続いているが、嚥下機能が低下し誤嚥性肺炎を起こしてしまった。現在嚥下リハビリテーションを実施し経口摂取を開始しているが、集中力もなく思うように進まない。介助にて車いす移乗はできるようになってきたが、長時間の座位保持は難しい。本人は「早く帰らして！　何でここにおるの？」とスタッフの顔を見るたびに訴えている。夫も毎日病院へ見舞いに来て「家に帰ろう」と妻に呼びかけている。夫にも疲労がみられてきており、「妻はご飯を食べられるようになるのか…」と不安げであるが、W子さんの好物のどら焼き等を置いて帰る。子どもは長男のT男さんが1人いるが、北海道の牧場勤務でもともとあまり連絡をし合う関係ではなかったため、長年夫婦2人で支え合って生活してきたとのこと。

「あなたは、W子さんの長男のT男さん（60歳）です」

　母W子さんは、21歳で結婚し専業主婦でした。仕事で出張も多く忙しい父親には愚痴を言うことなく子育てや家事一切を1人で切り盛りしてきました。母は自分のことはいつも後回しで、小さい頃のおやつには、いつも手作りのものを準備してくれたことが忘れられません。そんな母W子さんがうつ病を発症したのは、父親が東京へ転勤となり単身赴任となって1年が過ぎた頃でした。自分が大阪の獣医学部へ入学したばかりだったので、父親だけ東京へ単身赴任となりました。その後W子さんの抑うつ症状が強くなり、入退院を繰り返す時期もありましたが、内服薬があったのか、父親が戻ってきたのがよかったのか、W子さんの病状は安定しました。父親は、東京ではいろいろとW子さんに言えないような出来事もあったようですが、大阪に戻ってきてからは、まるで別人のように母に優しく接し、2人でいろいろなところに旅行に行くようになっていました。その後母は父への執着が強くなったように思います。自分としては、母の心を病ませた原因をつくった父親への反抗心があり、学生時代から父とはあまり話をしなくなりました。北海道へ行ってからは、母親とは時折電話で近況報告をし合っていました。でも、母の話の内容がちぐはぐなことが多くなり様子がおかしいと思いだした4年前ぐらいからは、正直なところなんとなく恐くなり、どうしたらいいかわからず、少し疎遠になっていたように思います。

　母が食事を食べられなくなってきているらしいということは、父からの手紙で知っていました。でも体力が戻ればまた元のように食べられるようになると思っていますし、そう思いたい気持ちです。母には、どうなっても生きていてほしいと思います。

あなたは、W子さんの長男のT男さんです。今日は病院から電話があり、「今後のお母さんのことでご相談したいことがある」と言われています。母の状態は父からの先日の手紙で少し理解していますが、それほど悪いとは思っていなかったので、何を言われるのかと心配になりながら病院に来ています。父と面と向かうのも久しぶりで気分が重いです。

話し合いの前に、①～④の項目について想像しながら考えてみてください。

	自分の考え・方向性	確認したいこと
①今日の話では何を言われると思いますか？		
②長男としては、母のW子さんのことについて、何を聞きたいと思いますか？		
③これまでの家族のことについて、どこまで話をしようと思いますか？		
④長男として病院にお願いしたいことは何ですか？		
⑤ロールプレイをしてみて、考えたこと、気づいたことはありましたか？ *聞きたいことが聞けたか、言いたいことが言えたか？		

[
あなたは、W子さんの夫「K男さん」です！
情報を読んで役になりきってください。
]

事例 W子さん　82歳　女性　右脳梗塞と誤嚥性肺炎　夫婦2人暮らし　大阪府在住

　W子さんは4年前にアルツハイマー型認知症の診断を受けている。87歳の夫のK男さんとともに、デイサービスと訪問サービスを利用しながら、なんとか老夫婦での在宅生活を送っていた（夫も最近もの忘れがでてきている様子）。

　2か月前にW子さんは自宅で脳梗塞を発症し、緊急入院となった。脳梗塞治療とリハビリテーションのため入院生活が続いているが、嚥下機能が低下し誤嚥性肺炎を起こしてしまった。現在嚥下リハビリテーションを実施し経口摂取を開始しているが、集中力もなく思うように進まない。介助にて車いす移乗はできるようになってきたが、長時間の座位保持は難しい。本人は「早く帰らして！　何でここにおるの？」とスタッフの顔を見るたびに訴えている。夫も毎日病院へ見舞いに来て、「家に帰ろう」と妻に呼びかけている。夫にも疲労がみられてきており、「妻はご飯を食べられるようになるのか…」と不安げであるが、W子さんの好物のどら焼き等を置いて帰る。子どもは長男のT男さんが1人いるが、北海道の牧場勤務でもともとあまり連絡をし合う関係ではなかったため、長年夫婦2人で支え合って生活してきたとのこと。

「あなたは、W子さんの夫のK男さん（87歳）です」

　妻のW子さんには、これまで苦労ばかりかけてきたと思っています。子育ても家のこともすべてまかせっきりでした。妻がうつ病になったのも自分の責任だと感じています。50代からは、罪滅ぼしの意味もあって夫婦でよく旅行に行きました。妻は自分といる時はとても安心するようで、精神的にも安定していきました。息子のT男とは、自分が東京転勤になっていろいろとゴタゴタしてしまってから、話をする機会も減ってしまいました。息子は、妻のうつ病発症は、私のせいだと思っていると思います。

　妻のことはこれからどうしたらいいか正直不安です。でも、リハビリテーションで座れるようにもなりましたし、食事も一時は食べられていたので、きっとまた良くなって、家での生活に戻れるという希望はもっています。大好きな物ならきっと食べられるのではないかと思って、好物をいろいろ考えて持って行くようにしています。妻は私のことはちゃんとわかっているのですが、いつもお世話してくださる先生や看護師さんのことや病院で治療をしているということ、リハビリの意味が今ひとつわかっていないようです。毎日妻の病院に見舞いに行くのもちょっと疲れてきました。認知症も進んできているように思うので、このままだと自分のこともわからなくなるのではないかと心配しています。息子には最近手紙で妻の状況を伝えましたが、普段から相談する人もおりませんし、1人でこれから妻を支えられるのか不安です。自分自身も、財布や鍵がどこに行ったかわからなくなったり、電話番号がわからなくなったりと最近もの忘れが出てきたような気がしています。

　あなたは、W子さんの夫のK男さんです。今日は病院から電話があり、「今後のW子さんのことでご相談したいことがある」と言われています。改めて呼び出され、何を言われるのか不安になりながら、病院を訪れました。息子とはいろいろと話をしないといけないとは思いながらも、顔を合わすのは久しぶりで、正直息子が妻や自分のことをどう思っているのか、全くわからない状態です。このままではいけないとは思っていますが…。

　話し合いの前に、①〜④の項目について想像しながら考えてみてください。

	自分の考え・方向性	確認したいこと
①今日の話では何を言われると思いますか？		
②夫としては、W子さんのことについて、何を聞きたいと思いますか？		
③これまでの家族のことについて、どこまで話をしようと思いますか？		
④夫として、病院にお願いしたいことは何ですか？		
⑤ロールプレイをしてみて、考えたこと、気づいたことはありましたか？ ＊聞きたいことが聞けたか？　言いたいことが言えたか？		

PART

3

ACP実践ワーク　①　ロールプレイ・トレーニング

[
あなたは観察者役です。以下の点について考えながら
3人のやりとりを聞いてください。
]

事例 W子さん　82歳　女性　右脳梗塞と誤嚥性肺炎　夫婦2人暮らし　大阪府在住

　W子さんは4年前にアルツハイマー型認知症の診断を受けている。87歳の夫のK男さんとともに、デイサービスと訪問サービスを利用しながら、なんとか老夫婦での在宅生活を送っていた（夫も最近もの忘れがでてきている様子）。

　2か月前にW子さんは自宅で脳梗塞を発症し、緊急入院となった。脳梗塞治療とリハビリテーションのため入院生活が続いているが、嚥下機能が低下し誤嚥性肺炎を起こしてしまった。現在嚥下リハビリテーションを実施し経口摂取を開始しているが、集中力もなく思うように進まない。介助にて車いす移乗はできるようになってきたが、長時間の座位保持は難しい。本人は「早く帰らして！　何でここにおるの？」とスタッフの顔を見るたびに訴えている。夫も毎日病院へ見舞いに来て「家に帰ろう」と妻に呼びかけている。夫にも疲労がみられてきており、「妻はご飯を食べられるようになるのか…」と不安げであるが、W子さんの好物のどら焼き等を置いて帰る。子どもは長男のT男さんが1人いるが、北海道の牧場勤務でもともとあまり連絡をし合う関係ではなかったため、長年夫婦2人で支え合って生活してきたとのこと。

	感じたこと、気づいたこと、アドバイス等
①担当者の話の切り出し方はどうでしたか？話し合いの方向性は見えましたか？	
②夫、長男の気持ちはどのように揺れ動いているように見えましたか？	
③自分が担当者だったら、どのような点について話をしたり、確認すると思いますか？	
④観察者としての感想	

❷ 地域・在宅編：ACP ロールプレイ演習の進め方

　このロールプレイ演習は、地域包括ケアの現場で ACP 実践者としてどのように意思決定支援を進めていくかということを考え、ACP 実践を体験するために活用していただくものです。さらに、医療介護スタッフから ACP をすすめられる本人・家族役と、その ACP によるディスカッションとコミュニケーションを客観的に観る観察者役をそれぞれ体験できるように 4 名 1 グループでワークができるように事例を準備しています。

　ACP を実施する地域包括ケアを担う医療介護スタッフ役、ACP を受ける本人と家族役、それらのやりとりを客観的にみる観察者役に分かれて ACP ディスカッションの実際を体験することで、ACP を実施する側とそれを受ける側の気持ちを体感することを目的としています。

　事前に役割を決定し、担当する役割の事例をそれぞれに読み込み、その役になりきってそれぞれの立場での ACP を意識したコミュニケーション・ディスカッションを体験してみてください。

　ロールプレイの後、気づいたことなどについてお互いに意見交換をすることにより、ACP 実践者としての思いや ACP を受ける側の思いを知ることができます。双方が感じることを理解することによって ACP 実践力を高めることが期待できます。

事例は、

C さん　70 歳　男性　特発性肺線維症　妻と 2 人暮らし　要介護 3

　5 年前に特発性肺線維症を発症し、在宅酸素療法をしながら在宅生活を送ってきました。ここ最近は急性増悪による入退院を繰り返すようになってきています。従業員 3 名の中規模スーパーを個人経営しており経営面での不安も大きく、自分の疾患については多くを語りません。今後の急変時の対応や最期を迎える場面についての意思決定支援を進める時期であると担当者は考えています。

役割は、以下の 4 名です。
① C さんの担当在宅医療介護スタッフ
② C さん本人（70 歳）
③ C さんの妻の M 美さん（68 歳）
④観察者役

> あなたは、Ｃさん担当の在宅医療介護スタッフです！
> 情報を読んで役になりきってください。

事例　Ｃさん　70歳　男性　特発性肺線維症　妻と２人暮らし　要介護３

　従業員３名の中規模スーパーを個人経営している。65歳までは現場で仕事をこなしていたが、インフルエンザ罹患後急に労作時の呼吸困難が増強し、精密検査の結果、５年前に特発性肺線維症と診断を受けた。２年前に在宅酸素療法を導入して在宅診療、訪問看護、訪問介護等の介護サービスを利用しながら在宅生活を続けてきたが、特に気温が下がると風邪などの上気道感染から呼吸状態が悪化して緊急入院することも増えてきた。今回も風邪をひいたことによる呼吸状態の悪化による救急入院により治療を受け退院となった。入院時は酸素 4L 下で SpO_2 が80％程度と急激に低下が認められていたが、現在は 90％代へ安定してきたので退院して在宅生活へ戻った。

　５年前にはじめて診断を受けた病院で「５年生存率が 30〜50％程度」という告知を受けているが、どの程度現状を受け止めているのかわからない。主介護者である妻のＭ美さんもリウマチで思うように動けない時が多くなってきている。

　従業員３名のことも考えるとスーパーの経営も心配で、経理面だけでも仕事を続けたいとの願いで仕事量を減らしつつ在宅生活を続けてきたが、徐々にトイレへ行くのもしんどくなってきている。酸素量を増やしても呼吸困難が改善しないことに不安といらだちを覚えている様子。

「あなたは、Ｃさん担当の在宅医療介護スタッフです」

　本日は、Ｃさんの急性増悪による緊急入院から退院後の初回訪問の日です。電話では、ひとまず退院後の生活も落ち着きつつある様子。本人自身も呼吸状態が悪化して症状が進行していることを自覚している様子ですが、自分の身体のことについては多くを語りません。Ｃさんの担当者となって４年が経過していますが、ワンマン社長であったＣさんは自分自身の意向にそぐわないことに関しては強く反発し、かなり傲慢なタイプなので、医療介護スタッフとしても聞きたいことや伝えたいことについてうまくコミュニケーションをとれてきたとは言い難い状況です。前回の緊急入院前にはトイレ移動も困難な程度まで呼吸状態が悪化しており、入退院の間隔も短くなってきていることや、退院時のカンファレンスでは、病院の主治医からも今回退院してもすぐに急変する可能性もあると伝えられていることから、今後の急変時の対応について本人・家族を交えてじっくり話をしておく必要があると考えています。本日は、本人の病状認識と今後の治療や暮らしの方向性、急変時の対応について確認と意思決定支援を行うつもりです。

あなたはこれから、担当の在宅医療介護スタッフとしてCさんと妻を交えてCさんの今後について、「もしもの時」の話し合いをはじめるつもりです。

どのように、どこまでの話をするか、まず①〜④までご自身で考えてみてください。

	方向性・帰着点・声かけの内容	確認したいこと
①担当者として、Cさんの今後の状態をどのように予測していますか？		
②今日の話し合いでは、本人と妻に何を伝えなければと思いますか？		
③今日の話し合いで、どこまでのことを確認しておこうと思いますか？		
④どのように話を切り出しますか？		
⑤ロールプレイをしてみて、考えたこと、気づいたことはどんなことでしょうか？ ＊聞きたいことが聞けたか？　言いたいことが言えたか？		

[
あなたは、Cさん本人です！
情報を読んで役になりきってください。
]

事例 Cさん　70歳　男性　特発性肺線維症　妻と2人暮らし　要介護3

　従業員3名の中規模スーパーを個人経営している。65歳までは現場で仕事をこなしていたが、インフルエンザ罹患後急に労作時の呼吸困難が増強し、精密検査の結果、5年前に特発性肺線維症と診断を受けた。2年前に在宅酸素療法を導入して在宅診療、訪問看護、訪問介護等の介護サービスを利用しながら在宅生活を続けてきたが、特に気温が下がると風邪などの上気道感染から呼吸状態が悪化して緊急入院することも増えてきた。今回も風邪をひいたことによる呼吸状態の悪化による救急入院により治療を受け退院となった。入院時は酸素4L下でSpO$_2$が80％程度と急激に低下が認められていたが、現在は90％代へ安定してきたので退院して在宅生活へ戻った。

　5年前にはじめて診断を受けた病院で「5年生存率が30～50％程度」という告知を受けているが、どの程度現状を受け止めているのかわからない。主介護者である妻のM美さんもリウマチで思うように動けない時が多くなってきている。

　従業員3名のことも考えるとスーパーの経営も心配で、経理面だけでも仕事を続けたいとの願いで仕事量を減らしつつ在宅生活を続けてきたが、徐々にトイレへ行くのもしんどくなってきている。酸素量を増やしても呼吸困難が改善しないことに不安といらだちを覚えている様子。

「あなたは、Cさん本人です」

　今日は退院後はじめての医療介護担当者の訪問日です。今後について相談したいことがあると電話があり何ごとかと気が重い状況です。自分でも呼吸状態が悪化していることは自覚していますが、これまで入院治療によって何とか回復できてきたので、あまり先のことは考えないようにしてきました。5年前に主治医から5年生存率は30～50％と言われたことはしばらく忘れていましたが、ここ最近の体調悪化を考えると、自分の命もそう長くないのではないかと感じはじめています。

　長年勤めてくれている従業員のことを考えると、スーパー経営のことも心配です。経理面はまだ自分が担っていますが、妻がスーパーの仕事をいろいろ手伝ってくれていることが何よりも助かっています。自分の日々の生活を支えてくれている妻も、10年前からリウマチを患い体調の悪い時にはベッドから起き上がるのもつらそうな時があるので心配です。長女は、海外転勤となった際に知り合ったアメリカ人と結婚してニューヨークで暮らしています。国際結婚に大反対をしてほぼ勘当状態にしたため、妻とは連絡を取り合っていますが自分とはほとんど交流がありません。孫が生まれた時に実家へ連れてきましたが、国際結婚へまだ反対の気持ちが強かったため、すぐに追い返してしまったことを今となっては悔やんでいます。

　あなたは、Cさん本人です。退院後少し在宅生活は落ち着いてきましたが、体調もすぐれず仕事のことも気になって、気分が重い日々です。今日は担当医療介護スタッフが相談しておきたいことがあるため訪問すると連絡がありました。何の相談なのか心配です。

　話し合いの前に、①～④の項目について想像しながら考えてみてください。

	自分の考え・方向性	確認したいこと
①今日の話では何を言われると思いますか？		
②自分自身のことについて、何を聞きたいと思いますか？		
③仕事のことを含め、家庭のことについてどこまで話をしようと思いますか？		
④今後のことで、担当者に依頼しておきたいと思うことは何ですか？		
⑤ロールプレイをしてみて、考えたこと、気づいたことはありましたか？ ＊聞きたいことが聞けたか？　言いたいことが言えたか？		

[
あなたは、Ｃさんの妻「Ｍ美さん」です！
情報を読んで役になりきってください。
]

事例 Ｃさん　70歳　男性　特発性肺線維症　妻と2人暮らし　要介護3

　従業員3名の中規模スーパーを個人経営している。65歳までは現場で仕事をこなしていたが、インフルエンザ罹患後急に労作時の呼吸困難が増強し、精密検査の結果、5年前に特発性肺線維症と診断を受けた。2年前に在宅酸素療法を導入して在宅診療、訪問看護、訪問介護等の介護サービスを利用しながら在宅生活を続けてきたが、特に気温が下がると風邪などの上気道感染から呼吸状態が悪化して緊急入院することも増えてきた。今回も風邪をひいたことによる呼吸状態の悪化による救急入院により治療を受け退院となった。入院時は酸素4L下でSpO$_2$が80％程度と急激に低下が認められていたが、現在は90％代へ安定してきたので退院して在宅生活へ戻った。

　5年前にはじめて診断を受けた病院で「5年生存率が30〜50％程度」という告知を受けているが、どの程度現状を受け止めているのかわからない。主介護者である妻のＭ美さんもリウマチで思うように動けない時が多くなってきている。

　従業員3名のことも考えるとスーパーの経営も心配で、経理面だけでも仕事を続けたいとの願いで仕事量を減らしつつ在宅生活を続けてきたが、徐々にトイレへ行くのもしんどくなってきている。酸素量を増やしても呼吸困難が改善しないことに不安といらだちを覚えている様子。

「あなたは、Ｃさんの妻のＭ美さん（68歳）です」

　夫のＣさんは、亭主関白・ワンマン経営者でこれまで他人の意見を聞くような人ではありませんでした。夫は病院嫌いで入院もギリギリまでしたくないと言っていましたが、最近は呼吸状態が悪化して入退院を繰り返すようになりました。前回の入院時には「救急車を呼べ」と夫から言い出し、このまま退院できないのではないかと思いました。今回は万全に体調が良いとは言えない状態での退院であり、今後の体調悪化時に自分はどのように対応すればよいか不安を感じています。

　スーパーの経営もまだ夫が経理を頑張っていますが、トイレへ行くのもしんどい状態になってきたので、従業員にすべて任せて自分の健康を大切に暮らしてほしいと思っているものの、夫にそれを言ってしまうと生きがいがなくなって弱ってしまうのではないかと言い出せずにいます。ニューヨークに住む長女には夫の身体のことや経営のことなど電話で相談していますが、実際に夫の身体がここまで弱っていることも理解できていないし、夫と長女の折り合いは良くないのであまり親身になって考えてもらえません。

　自分のリウマチも季節によっては症状が悪化して、ベッドから起き上がるのもつらいことがあり、このまま病気もちの夫婦2人で自宅での生活を続けていけるのか不安です。

　今日は在宅医療介護スタッフが今後についての相談をしたいと訪問してくれることになっています。この機会にいろいろと相談することができればと思いますが夫の対応が気になります。

あなたは、Cさんの妻のM美さんです。役になり切ったうえで、話し合いの前に、①～④の項目について想像しながら考えてみてください。

	自分の考え・方向性	確認したいこと
①今日の話では何を言われると思いますか？		
②妻としては、夫であるCさんのことについて、担当者に何を聞き、話しておきたいと思いますか？		
③これまでの家族のことについて、どこまで話をしようと思いますか？		
④妻として、担当者にお願いしたいことは何ですか？		
⑤ロールプレイをしてみて、考えたこと、気づいたことはありましたか？ ＊聞きたいことが聞けたか？ 言いたいことが言えたか？		

<blockquote>
あなたは、観察者役です。以下の点について考えながら
3人のやりとりを聞いてください。
</blockquote>

事例 Cさん　70歳　男性　特発性肺線維症　妻と2人暮らし　要介護3

　従業員3名の中規模スーパーを個人経営している。65歳までは現場で仕事をこなしていたが、インフルエンザ罹患後急に労作時の呼吸困難が増強し、精密検査の結果、5年前に特発性肺線維症と診断を受けた。2年前に在宅酸素療法を導入して在宅診療、訪問看護、訪問介護等の介護サービスを利用しながら在宅生活を続けてきたが、特に気温が下がると風邪などの上気道感染から呼吸状態が悪化して緊急入院することも増えてきた。今回も風邪をひいたことによる呼吸状態の悪化による救急入院により治療を受け退院となった。入院時は酸素4L下でSpO$_2$が80%程度と急激に低下が認められていたが、現在は90%代へ安定してきたので退院して在宅生活へ戻った。

　5年前にはじめて診断を受けた病院で「5年生存率が30～50%程度」という告知を受けているが、どの程度現状を受け止めているのかわからない。主介護者である妻のM美さんもリウマチで思うように動けない時が多くなってきている。

　従業員3名のことも考えるとスーパーの経営も心配で、経理面だけでも仕事を続けたいとの願いで仕事量を減らしつつ在宅生活を続けてきたが、徐々にトイレへ行くのもしんどくなってきている。酸素量を増やしても呼吸困難が改善しないことに不安といらだちを覚えている様子。

	感じたこと、気づいたこと、アドバイス等
①担当者の話の切り出し方はどうでしたか？話し合いの方向性は見えましたか？	
②Cさん本人や妻M美さんの気持ちはどのように揺れ動いているように見えましたか？	
③自分が担当者だったら、どのような点について話をしたり、確認したりすると思いますか？	
④観察者としての感想	

2 自分の価値観を知るワーク

ACPの実践力を高めるためには、担当する人がどのような価値観をもって暮らしているかについて、確認するスキルが必要である。そのためには自分自身や身近な人がどのような価値観をもって暮らしているのかということに視線を向けることも重要である。ここでは、自分の価値観を知り他者の価値観に触れるためのワークを紹介する。

❶ もしバナゲーム [1) 2)]

「もしバナゲーム」は、アメリカのNPOであるCoda Allianceが開発した「Go Wish Game」を日本語に翻訳したカードゲームである。本ゲームは、EOLに関する対話を促進することを目的としたツールとして、医療介護スタッフを対象とした研修以外に、地域における一般市民を対象とした研修会等でも活用が進められている。「もしバナゲーム」体験によって、"もしも今、自分が治療困難な疾患に罹患して、生命予後が1年と考えた時、何を大切に考えるか？"ということを考えてみる機会をもつことができる。この体験によって、避けられがちな"もしもの時"のことを考える衝撃を下げるとともに、自分とは異なる他者の意見を聞くことにより、さまざまな価値観があることを体験的に理解することにつながり、この体験こそが「人生会議」の第一歩として捉えられるのではないかという示唆もある。筆者は、看護学生のEOLケアの講義等でも活用し、EOLを我が事として捉えるためのきっかけ作りにも活用している。

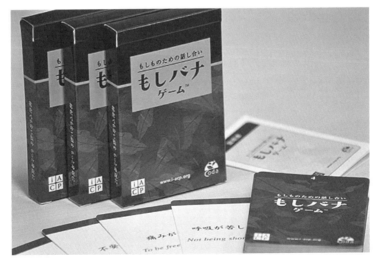

(iACP Webサイト：もしバナゲーム．https://www.i-acp.org/game.html)

❷ 死にゆく過程の疑似体験 (Guided Death Experience：GDE) [3][4]

　死にゆく過程の疑似体験（GDE）は、ワシントン大学の Thomas R. McCormick らが中心となって、ワシントン州の大学や病院、ホスピス等で広く実施されている課題である。方法としては、まず5色のカードを5枚ずつ計25枚用意し、1枚のカードに1つずつ緑のカードには「大切なもの」、ピンクのカードには「大切な人」、青のカードには「大切な場所」、白のカードには「大切な目標」、黄色のカードには「普段大切にしている出来事」を記入する。そして、設定された「あなた」が死にゆく物語を聞きながら大切なものが記されたカードを投げる（5枚のカードから各1枚ずつ手の届かない所へ投げる）ことにより、死にゆく過程における喪失を疑似体験するものである。これは、「シミュレーションゲーム」と「自分の死のイメージ」を組み合わせた経験的プログラムと分類できるとされている[4]。

　この GDE は、特別な場所や設備を必要とせず、静かな部屋と5色の紙、筆記用具、90分程度の時間があれば実施可能な課題とされているが、死について深く考える課題であり、実施の際には、参加者がいつでも参加を取りやめることができることを説明するなどの配慮が必要なものである。1度に実施する人数としては30名以内が望ましいという示唆がある。

❸ 喪失体験ゲーム

　1名の進行役が前に出て、ゲームのガイダンスを行いながら実施する。ゲームに必要なものは、参加人数分の A4 用紙1枚とペンである。参加者に A4 用紙を配布してその場で六つ切りにしてもらった後、6枚になった紙それぞれに「友達」「家族」「健康」「お金」「役割」「いきがい」を書いてもらう。その後、6枚の紙切れをテーブルの上に並べ、全体の進行者役として前に出ている者と参加者全員がジャンケンをする。進行役とのジャンケンで負けた参加者は、各自6枚の紙のうちどれかを1枚やぶかなければならない。6枚のうち、どのカードをどのような順番で捨て、最後にどのカードを手元に残すのかという過程を体験することにより、自分自身が現時点で何を大切に生活しているかといった価値観を知る機会になる。数名の参加者に、やぶったカードの順番や最後に残ったカードの内容とその理由について全体へフィードバックしてもらう。簡単なゲームではあるが、人間は年を重ねるごとに大切なものを失っていくものであり、その体験を行うことにより、自分自身のこれからの生き方や死を意識することにもつながる。

❹ わたしのいきかた手帳 [5]

　自分のこれから先の医療や介護の願いについて話し合う ACP を行うためのサポートツール

として、「誰もが手にとりやすく、見やすさと使いやすさ」を意識して、筆者とデザイン面では和田デザイン事務所の和田優輝氏の協力により開発した手帳である。この手帳は、まだ元気なうちから自分自身のこれまでの人生や価値観について振り返り、その内容について家族や大切な人たちと話し合うために、"自分を知る・知ってもらう"ための手帳として開発した。

本手帳の使い方としてはまずは、自分の人生を振り返ることからはじめる。例えば、自分の子どもの頃のことや社会経験で楽しかったこと、自分はこんなことを大切にしてきたといったことを振り返りながら、「わたしのいきかた」について、手帳に記しておくことによって、家族や関係する医療介護スタッフと話し合いやすくなると考えられる。

本手帳はすでに、多くの一般市民の方や医療・福祉・介護スタッフの方に活用され、「これまで話しにくかった"これから先"についても話しやすくなった」や、「改めて利用者・患者の思いを知ることができた」といった反応を得ている。地域包括ケアシステムの中で、本人自身の思いが途切れることなく、人生の最終段階まで本人自身の思いが紡がれていくことを願って本手帳の活用をすすめている。

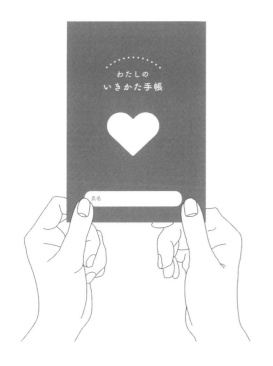

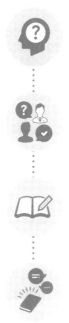

①大切にしていることや希望を自分でまず考える

②家族・大事な人、かかりつけ医やケア担当者とその事について話す（人生会議）

③実際に手帳に書いてみる

④気持ちの変化があればまた話したり、記入しなおしてみる

●手帳の使いかた

① これまでの人生を振り返り、自分が大切にしていることや願いは何か？を考えてみる

 冊子を順番に読み進めながら、考えを整理してみます

② 自分の大切な人と、内容について話してみる

 自分の願いを声にだして、大切な人や医療や介護の担当者に話したり相談してみて下さい

③ 実際に書いてみる

 思いがまとまってきたら、実際に願いを書いてみて下さい
✐ マークがついている部分が回答するところです

④ 見返してみる

 身体に変化があったとき、自分のお誕生日、家族が集まるときに、内容をいつも見返してみて下さい
気持ちの変化があった場合、P.14・15に変化を記入しましょう

P.2

📖 わたしのこれまでの人生

これまでの人生を振り返ることは、これからの人生をどのように過ごすか、そして周りの人に自分のことを分かってもらう助けになるはずです。

✐① 小さい頃はこんな子供でした

✐② 得意なこと・楽しいと思う趣味

✐③ こんな仕事をしてきました

✐④ 忘れられない家族との思い出

✐⑤ 実は、こういう所のある人間なのです

P.3

📖 医療や介護へのわたしの思い

医療や介護を受けるにあたっての思いについて、いまの自分の考えに近いところへ ☑ をつけましょう。

✐⑩ 最後を迎えたいと思う場所

● 自宅 (⑩−1)

とても　　　　　そう思う　　　よくわからない　　　あまり　　　　まったく
そう思う　　　　　　　　　　　　　　　　　　　　思わない　　　思わない

● 施設 (⑩−2)

とても　　　　　そう思う　　　よくわからない　　　あまり　　　　まったく
そう思う　　　　　　　　　　　　　　　　　　　　思わない　　　思わない

● ホスピス (⑩−3)

とても　　　　　そう思う　　　よくわからない　　　あまり　　　　まったく
そう思う　　　　　　　　　　　　　　　　　　　　思わない　　　思わない

● その他 (⑩−4)

P.6

✐⑪ 治療や介護を受けるときに心配なこと

● 痛み (⑪−1)

とても　　　　　そう思う　　　よくわからない　　　あまり　　　　まったく
そう思う　　　　　　　　　　　　　　　　　　　　思わない　　　思わない

● 誰も身近に世話をしてくれる人がいないこと (⑪−2)

とても　　　　　そう思う　　　よくわからない　　　あまり　　　　まったく
そう思う　　　　　　　　　　　　　　　　　　　　思わない　　　思わない

● 家族に迷惑をかけること (⑪−3)

とても　　　　　そう思う　　　よくわからない　　　あまり　　　　まったく
そう思う　　　　　　　　　　　　　　　　　　　　思わない　　　思わない

● お金がなくなること (⑪−4)

とても　　　　　そう思う　　　よくわからない　　　あまり　　　　まったく
そう思う　　　　　　　　　　　　　　　　　　　　思わない　　　思わない

● 自由がなくなること (⑪−5)

とても　　　　　そう思う　　　よくわからない　　　あまり　　　　まったく
そう思う　　　　　　　　　　　　　　　　　　　　思わない　　　思わない

● その他
(⑪−6)

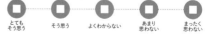

P.7

治療や介護で尊重してほしいこと　　（1．自分自身の思いが伝えられなくなった時）

✏⑫ 自分自身の思いが伝えられなくなった場合を想像し、いまの自分の考えに近いところへ☑をつけましょう。

例えば
・周りのことがほとんど分からなくなってしまい、自分の思いが人に伝えられなくなった状況
・いのちの長さはわからないが、自分の思いをどんな手段でも伝えられない状況

▶ 次(P.10)では「回復の見込みがない場合」の意思を答えます

●副作用や苦痛の大きい治療は避けたい（⑫−1）

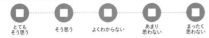
とても　　　　そう思う　　　よくわからない　　あまり　　　まったく
そう思う　　　　　　　　　　　　　　　　　思わない　　思わない

●副作用や苦痛があっても最大限の治療を望みたい（⑫−2）

とても　　　　そう思う　　　よくわからない　　あまり　　　まったく
そう思う　　　　　　　　　　　　　　　　　思わない　　思わない

●生活の質が高いことが最も大切なので、今の生活が続けられることを優先して考えてほしい（⑫−3）

とても　　　　そう思う　　　よくわからない　　あまり　　　まったく
そう思う　　　　　　　　　　　　　　　　　思わない　　思わない

P.8

●できるだけ入院はしたくない（⑫−4）

とても　　　　そう思う　　　よくわからない　　あまり　　　まったく
そう思う　　　　　　　　　　　　　　　　　思わない　　思わない

●人工呼吸器（P.16参照）はつけてほしくない（⑫−5）

とても　　　　そう思う　　　よくわからない　　あまり　　　まったく
そう思う　　　　　　　　　　　　　　　　　思わない　　思わない

●胃ろう（P.16参照）はやめてほしい（⑫−6）

とても　　　　そう思う　　　よくわからない　　あまり　　　まったく
そう思う　　　　　　　　　　　　　　　　　思わない　　思わない

●食べられなくなったとしても点滴はやめてほしい（⑫−7）

とても　　　　そう思う　　　よくわからない　　あまり　　　まったく
そう思う　　　　　　　　　　　　　　　　　思わない　　思わない

●その他（⑫−8）

P.9

PART
3
ＡＣＰ実践ワーク　②　自分の価値観を知るワーク

文献

1）iACP Web サイト：もしバナゲーム．https://www.i-acp.org/game.html（2020年6月アクセス）

2）蔵元浩一，大川香，原澤慶太郎：「もしバナゲーム」と ACP．緩和ケア，29（3）：244-247，2019.

3）下島裕美，Thomas R. McCormick，蒲生忍：医療倫理と教育：4ボックス法を用いた McCormick 博士の講義ノート．杏林医学会雑誌，38（1）：2-10，2007.

4）下島裕美，蒲生忍：医療倫理と教育（2）五色カード法による死にゆく過程の疑似体験（Guided Death Experience），杏林医学会雑誌，40（1）：2-7，2009.

5）わたしのいきかた手帳 Web サイト：https://acp-kaigi.jp/（2020年6月アクセス）

索引

編集・執筆者一覧

編集（五十音順）

池永昌之（いけなが・まさゆき）
　　宗教法人在日本南プレスビテリアンミッション淀川キリスト教病院緩和医療内科　副医務部長

濱吉美穂（はまよし・みほ）
　　佛教大学保健医療技術学部　准教授

執筆（五十音順）

阿部慈美（あべ・めぐみ）
　　佛教大学保健医療技術学部　助教

池永昌之（いけなが・まさゆき）
　　宗教法人在日本南プレスビテリアンミッション淀川キリスト教病院緩和医療内科　副医務部長

岩佐郁紀子（いわさ・ゆきこ）
　　パナソニック健康保険組合指定居宅介護支援事業所はーとぴあ　管理者

大野悦子（おおの・えつこ）
　　パナソニック健康保険組合松下介護老人保健施設はーとぴあ　施設長

髙岡寿江（たかおか・ひさえ）
　　佛教大学保健医療技術学部　講師

濱吉美穂（はまよし・みほ）
　　佛教大学保健医療技術学部　准教授

アドバンス・ケア・プランニング（ACP）実践ガイド

患者・利用者の生き方・暮らしに焦点をあてた
意思決定支援に向けて

2020 年　7 月 20 日　初版発行
2022 年　7 月 20 日　初版第 2 刷発行

編　集	池永昌之・濱吉美穂
発行者	荘村明彦
発行所	中央法規出版株式会社
	〒110-0016　東京都台東区台東 3-29-1　中央法規ビル
	TEL 03-6387-3196
	https://www.chuohoki.co.jp/
本文・装幀デザイン	株式会社ジャパンマテリアル
印刷・製本	株式会社ルナテック

ISBN 978-4-8058-8178-1